MW01674128

# Mikrovågskokbok 2023

Lär dig tillaga måltider på nolltid med denna praktiska guide

Erik Pålsson

# Innehållsförteckning

## Holländsk bondgårdsfondue

Portioner 4–6

*Mjuk och krämig fondue, skonsam nog för barn.*

*1 vitlöksklyfta, krossad*

*15 ml/1 msk smör*

*450 g/1 lb/4 koppar Goudaost, riven*

*15 ml/1 msk majsstärkelse (majsstärkelse)*

*20 ml/4 tsk senapspulver*

*En nypa riven muskotnöt*

*300 ml/½ pt/1¼ kopp helmjölk*

*Salt och nymalen svartpeppar*

*Tärnat bröd, att servera*

Lägg alla ingredienser i en 2,5 liter/4½ pt/11 koppar behållare av glas eller lergods, krydda efter smak. Koka utan lock på fullt läge i 7–9 minuter, rör om fyra gånger, tills fonden börjar bubbla långsamt. Ta fram en tallrik till bordet och ät genom att sticka en brödtärning i en lång fonduegaffel, virvla den i ostblandningen och ta sedan bort den.

## Bondgård Fondue med en Kick

Portioner 4–6

Förbered som för Dutch Farmhouse Fondue, men rör i 30–45 ml/2–3 msk Genever (holländsk gin) efter tillagning.

*Smält smör eller margarin*

*1 liten tomat, blancherad, skalad och hackad*

*2 salladslökar (lökar), hackade*

*1-2 fyllda oliver, skivade*

*5 ml/1 tsk olja*

*15 ml/1 msk kokt skinka, finhackad*

*1 ägg*

*Salt och nymalen svartpeppar*

*15 ml/1 msk dubbel (vikt) grädde eller crème fraîche*

*5 ml/1 tsk finhackad persilja, gräslök eller koriander (koriander)*

Smörj små ramekintallrikar (vaniljsåsbägare) eller individuella sufflétallrikar med smält smör eller margarin. Tillsätt tomater, purjolök, oliver, olja och skinka. Täck med en kopp och värm till Full i 1 minut. Knäck försiktigt ägget och stick hål i gulan två gånger med ett spett eller spetsen på en kniv. Krydda väl efter smak. Bestryk med grädde och strö över örter. Täck som tidigare och koka i Tina i 3 minuter. Låt stå i 1 minut innan du äter.

## Bröd och smörost och persiljepudding

Portioner 4–6

*4 stora skivor vitt bröd*

*50 g/2 oz/¼ kopp smör, vid kökstemperatur*

*175 g/6 oz/1½ koppar apelsincheddarost*

*45 ml/3 msk hackad persilja*

*600 ml/1 pt/2½ koppar kall mjölk*

*3 ägg*

*5 ml/1 tsk salt*

*Paprika*

Smörj brödet med smör och skär varje skiva i fjärdedelar. Smörj ett fat på 1,75 liter/3 pt/7½ kopp helt. Lägg hälften av brödrutorna med smörsidan uppåt på botten av formen. Strö över två tredjedelar av osten och all persilja. Lägg resten av brödet ovanpå med den smörade sidan upp. Häll mjölken i en kanna och värm, utan lock, på Full i 3 minuter. Vispa äggen tills det blir skummande, tillsätt sedan mjölken lite i taget. Rör ner salt. Häll långsamt över brödet och smöret. Strö över resten av osten och strö över paprika. Täck med hushållspapper och koka i Tina i 30 minuter. Låt vila 5 minuter, bryn sedan under varm grill (broiler), om så önskas, innan servering.

## *Bröd och smörost och persiljepudding med cashewnötter*

Portioner 4–6

Förbered bröd och smörost och persiljepudding, men tillsätt 45 ml/3 msk cashewnötter, rostade och grovt hackade, med ost och persilja.

## *Fyra ostbröd och smörpudding*

Portioner 4–6

Förbered för bröd och smörost och persiljepudding, men använd en blandning av riven cheddar, edam, röd Leicester och krossade Stiltonostar. Ersätt persiljan med fyra hackade syltlökar.

## *Ost och äggchips*

Del 4

*300 ml/10 fl oz/1 burk tjock svampsoppa*

*45 ml/3 msk enkel kräm (lätt)*

*125 g/4 oz/1 kopp Leicester Röd ost, riven*

*4 varma grillade smulor*

*4 färska kokta ägg*

Placera soppan, grädden och hälften av osten i en skål på 900 ml/1½ pt/3¾ kopp. Värm, utan lock, på Full i 4-5 minuter tills det är varmt och slätt, vispa varje minut. Lägg varje crumpet på en uppvärmd tallrik och strö över ägget. Klä med svampblandningen, strö över resterande ost och värm individuellt på Full i cirka 1 minut, tills osten smält och bubblar. Ät direkt.

## *Upp och ner ost och tomatpudding*

Del 4

*225 g/8 oz/2 koppar självhöjande mjöl*

*5 ml/1 tsk senapspulver*

*5 ml/1 tsk salt*

*125 g/4 oz/ kopp smör eller margarin*

*125 g/4 oz/1 kopp Edammer- eller Cheddarost, riven*

*2 ägg, skaka av*

*150 ml/¼ pt/2/3 kopp kall mjölk*

*4 stora tomater, blancherade och skalade och hackade*

*15 ml/1 msk hackad persilja eller koriander (koriander)*

Smörj en 1,75-quart/3 pt/7½ kopp rund puddingskål med smör. Sikta mjöl, senapspulver och 2,5 ml/½ tsk salt i en skål. Bred ut smör eller margarin tills det är slätt, tillsätt sedan ost. Blanda till en mjuk konsistens med ägg och mjölk. Bred ut det smidigt i den förberedda bassängen. Koka utan lock i fullt läge i 6 minuter. Blanda tomaterna med resten av saltet. Lägg i en grund skål och täck med en tallrik. Ta ut puddingen från ugnen och vänd försiktigt upp den på en grund plåt. Täck med hushållspapper och koka på fullt läge i ytterligare 2 minuter. Ta ut ur ugnen och täck med en bit folie för att hålla värmen. Placera tomaterna i mikrovågsugnen och värm på Full-läge i 3 minuter. sked över puddingen,

## Pizza Crumpets

Del 4

*45 ml/3 msk tomatpuré (pasta)*

*30 ml/2 msk olivolja*

*1 vitlöksklyfta, krossad*

*4 varma grillade smulor*

*2 tomater, tunt skivade*

*175 g/6 oz mozzarellaost, skivad*

*12 svarta oliver*

Blanda samman tomatpuré, olivolja och vitlök och applicera på smulor. Ordna tomatskivorna ovanpå. Täck med ost och strö över oliver. Värm en i taget på Full-läge i ca 1-1 minuter tills osten börjar smälta. Ät direkt.

# *Ingefära havsabborre med lök*

Del 8

*Kantonesiska specialiteter och kinesiska bufférätter.*

*2 havsabborrar, 450 g/1 lb vardera, rengjorda men huvuden intakta*

*8 vårlökar (salladslökar)*

*5 ml/1 tsk salt*

*2,5 ml/½ tsk socker*

*2,5 cm/1 bit färsk ingefära, skalad och finhackad*

*45 ml/3 msk sojasås*

Tvätta fisken inifrån och ut. Torka med hushållspapper. Gör tre diagonala snitt med en vass kniv, cirka 2,5 cm från varandra, på vardera sidan av varje fisk. Lägg huvud mot svans i en form på 30 3 20 cm/12 3 8. Toppa och svanslök, skär var och en i strängar längs med och strö över fisken. Blanda de återstående ingredienserna väl och använd den för att täcka fisken. Täck formen med plastfolie (plastfolie) och skär den två gånger för att låta ångan komma ut. Koka på fullt läge i 12 minuter, vrid på plattan en gång. Överför fisken till ett serveringsfat och täck med lök och juice från tallriken.

# Öringpaket

Del 2

*Professionella kockar kallar detta truites en papillote. Delika öringpaket som tillagas gör helt enkelt smarta fiskrätter.*

*2 stora öringar, rensade 450 g/1 lb vardera, tvättade men huvuden kvar*

*1 lök, tjockt skivad*

*1 liten citron eller lime, tjockt skivad*

*2 stora torkade lagerblad, grovt krossade*

*2,5 ml/½ tsk örter från Provence*

*5 ml/1 tsk salt*

Förbered två rektanglar av bakplåtspapper, vardera 40 3 35 cm/16 3 14. Lägg den skivade schalottenlöken och citron eller lime i fiskens håligheter med lagerbladet. Överför till en pergamentrektangel och strö över kryddor och salt. Slå in varje öring individuellt och lägg sedan båda paketen i en grund skål. Koka på fullt läge i 14 minuter, vrid på plattan en gång. Låt stå i 2 minuter. Överför var och en till en uppvärmd tallrik och packa upp paketet vid disken.

# *Glänsande marulk med smala bönor*

Del 4

*125 g/4 oz franska (gröna) eller kenyanska bönor, toppar och svansar*

*150 ml/¼ pt/2/3 koppar kokande vatten*

*450 g/1 pund marulk*

*15 ml/1 msk majsstärkelse (majsstärkelse)*

*1,5–2,5 ml/¼–½ tsk kinesiskt pulver med fem kryddor*

*45 ml/3 msk medium risvin eller sherry*

*5 ml/1 tsk förpackad ostronsås*

*2,5 ml/½ tsk sesamolja*

*1 vitlöksklyfta, krossad*

*50 ml/2 fl oz/3½ msk varmt vatten*

*15 ml/1 msk sojasås*

*Äggnudlar, att servera*

Dela nötterna. Lägg i en rund form på 1,25 liter/2¼ pt/5½ koppar. Tillsätt kokande vatten. Täck med plastfolie (plastfolie) och skär två gånger så att ånga kommer ut. Koka på full eld i 4 minuter. Häll av och ställ åt sidan. Tvätta marulken och skär den i små bitar. Blanda majsstärkelse och kryddpulver med risvin eller sherry till en slät smet. Rör ner resterande ingredienser. Överför till plattan där bönorna kokades. Koka utan lock i fullt läge i 1½ minut. Rör tills det är slätt och blanda sedan i jordnötter och marulk. Täck som tidigare och koka på Full-läge i 4 minuter. Låt stå i 2 minuter, rör sedan om och servera.

## *Strålande räkor med Mangetout*

Del 4

Förbered som för glänsande marulk med smala bönor, men byt ut mangetoutbönorna (snöärter) och koka endast 2½–3 minuter eftersom de förblir krispiga. Ersätt skalade räkor (räkor) med marulk.

# *Normandie Torsk med Cider och Calvados*

Del 4

*50 g/2 oz/ kopp smör eller margarin*

*1 lök, mycket tunt skivad*

*3 morötter, mycket tunt skivade*

*50 g/2 oz svamp, putsad och tunt skivad*

*4 stora torskbiffar, ca 225 g/8 oz vardera*

*5 ml/1 tsk salt*

*150 ml/¼ pt/2/3 kopp cider*

*15 ml/1 msk majsstärkelse (majsstärkelse)*

*25 ml/1½ msk kallt vatten*

*15 ml/1 msk calvados*

*Persilja, till garnering*

Lägg hälften av smöret eller margarinet i en form med en diameter på 20 cm/8. Smält utan lock på Full i 45–60 sekunder. Blanda lök, morötter och svamp. Lägg fisken i ett lager ovanpå. Strö över salt. Häll cidern på en tallrik och pensla biffarna med resterande smör eller margarin. Täck med plastfolie (plastfolie) och skär två gånger så att ånga kommer ut. Koka på fullt läge i 8 minuter, vrid på plattan fyra gånger. Häll försiktigt av kokvätskan och reservera. Blanda majsstärkelse med vatten och calvados. Tillsätt fiskjuice. Koka utan lock på fullt läge i 2–2½ minuter tills såsen tjocknar, rör om var 30:e sekund. Lägg upp fisken på ett varmt serveringsfat och toppa med grönsakerna. Pensla med sås och garnera med persilja.

# *paella fisk*

Portioner 6–8

*Spaniens ledande risrätt, känd över hela världen genom internationella resor.*

*900 g/2 lb laxfilé, skalad, tärnad*

*1 förpackning saffranspulver*

*60 ml/4 msk varmt vatten*

*30 ml/2 msk olivolja*

*2 lökar, hackade*

*2 vitlöksklyftor, krossade*

*1 grön paprika, frön borttagna och grovhackade*

*225 g/8 oz/1 kopp italienskt eller spanskt risottoris*

*175 g/6 oz/1½ koppar frysta eller färska ärtor*

*600 ml/1 pt/2½ koppar kokande vatten*

*7,5 ml/1½ tsk salt*

*3 tomater, blancherade, skalade och hackade*

*75 g/3 oz/¾ kopp kokt skinka, tärnad*

*125 g/4 oz/1 kopp skalade räkor (räkor)*

*250 g/9 oz/1 stor burk musslor i saltlake*

*Citronklyftor eller klyftor, till garnering*

Ordna laxtärningarna runt kanten på en 25 cm/10 diameter grytform (nederländsk ugn), lämna ett litet hål i mitten. Täck formen med plastfolie (plastfolie) och skär den två gånger för att låta ångan komma ut. Koka i upptining i 10-11 minuter, vänd på tallriken två gånger, tills fisken ser flagnig ut och precis genomstekt. Häll av och spara vätskan och ställ laxen åt sidan. Tvätta och torka disken. Töm gurkmejan i en liten skål, tillsätt varmt vatten och låt dra i 10 minuter. Häll oljan i en rengjord tallrik och tillsätt lök, vitlök och grön paprika. Koka utan lock i fullt läge i 4 minuter. Tillsätt ris, saffran och blötläggningsvatten, ärtor, laxbitar, reserverad laxvätska, kokande vatten och salt. Rör om väl men försiktigt. Täck som tidigare och koka på Full-läge i 10 minuter. Låt stå i mikron i 10 minuter. Koka på fullt läge i ytterligare 5 minuter. Avtäck och blanda försiktigt i tomater och skinka. Garnera med räkor, musslor och citron och servera.

*4 sillar, ca 450 g/1 lb vardera, filéer*

*2 stora lagerblad, grovt krossade*

*15 ml/1 msk blandad inläggningskrydda*

*2 lökar, skivade och delade i ringar*

*150 ml/¼ pt/2/3 koppar kokande vatten*

*20 ml/4 tsk socker*

*10 ml/2 tsk salt*

*90 ml/6 msk maltvinäger*

*Smört bröd, att servera*

Rulla varje sillfilé från huvud till stjärt, med skinnsidan inuti. Ordna runt kanten på en 25 cm/10 djup form. Strö över lagerblad och kryddor. Lägg lökringar mellan sillarna. Blanda de övriga ingredienserna väl och häll över fisken. Täck med plastfolie (plastfolie) och skär två gånger så att ånga kommer ut. Koka på fullt läge i 18 minuter. Låt svalna och kyl sedan. Ät kallt med bröd och smör.

## Moules Marinières

Del 4

*En belgisk nationalrätt, alltid serverad med ett tillbehör med chips (frites).*

*900 ml/2 poäng/5 koppar färska musslor*

*15 g/½ oz/l msk smör eller margarin*

*1 liten lök, hackad*

*1 vitlöksklyfta, krossad*

*150 ml/¼ pt/2/3 koppar torrt vitt vin*

*1 bukett garnipåsar*

*1 torrt lagerblad, krossat*

*7,5 ml/1½ tsk salt*

*20 ml/4 tsk färskt vitt ströbröd*

*20 ml/4 tsk hackad persilja*

Tvätta musslorna under kallt rinnande vatten. Skrapa bort havstulpanerna och klipp sedan skägget. Kassera musslor med spruckna eller öppna skal; de kan orsaka matförgiftning. Tvätta igen. Lägg smör eller margarin i en djup skål. Smält utan lock på Full i cirka 30 sekunder. Blanda löken och vitlöken. Täck med en tallrik och koka på Full-läge i 6 minuter, rör om två gånger. Tillsätt vin, bouquet garni, lagerblad, salt och musslor. Rör försiktigt för att blanda. Täck som tidigare och koka på Full-läge i 5 minuter. Använd en hålslev och överför musslorna till fyra djupa skålar eller sopptallrikar. Rör ner ströbrödet och hälften av persiljan i matlagningsvätskan och ös sedan över musslorna. Strö över resten av persiljan och servera genast.

## *Makrill med rabarber och russinsås*

Del 4

*Den vackert färgade sötsyrliga såsen balanserar den rika makrillen vackert.*

*350 g/12 oz ung rabarber, grovt hackad*

*60 ml/4 msk kokande vatten*

*30 ml/2 msk russin*

*30 ml/2 msk socker*

*2,5 ml/½ tsk vaniljessens (extrakt)*

*Finrivet skal och saft av lite citron*

*4 makrillfiskar, rensa, ta bort benen och ta bort huvudet*

*50 g/2 oz/ kopp smör eller margarin*

*Salt och nymalen svartpeppar*

Lägg rabarber och vatten i en ugnsform (nederländsk ugn). Täck med plastfolie (plastfolie) och skär två gånger så att ånga kommer ut. Koka på fullt läge i 6 minuter, vrid på plattan tre gånger. Hitta och mosa rabarbern till en välling. Rör ner russin, socker, vaniljessens och citronskal och ställ åt sidan. Med skinnsidan vänd mot dig, vik varje makrill på mitten korsvis från huvud till svans. Lägg smöret eller margarinet och citronsaften i en form med en diameter på 20 cm/8.

Smält helt i 2 minuter. Tillsätt fisken och täck den med de smälta ingredienserna. Strö över salt och peppar. Täck med plastfolie (plastfolie) och skär två gånger så att ånga kommer ut. Koka på medium i 14–16 minuter tills fisken ser flagnig ut. Låt stå i 2 minuter.

## *Sill med äppelcidersås*

Del 4

Förbered som för makrillen med rabarber och russinsås, men ersätt de kokta äpplena med skalade och urkärnade äpplen med den kokta rabarbern och cidern istället för vattnet. Ignorera russinen.

## *Guldfisk i gelésås*

Del 4

*1 mycket färsk karp, rensad och skär i 8 tunna skivor*

*30 ml/2 msk maltvinäger*

*3 morötter, tunt skivade*

*3 lökar, tunt skivade*

*600 ml/1 pt/2½ koppar kokande vatten*

*10-15 ml/2-3 tsk salt*

Tvätta karpen och blötlägg sedan i 3 timmar i tillräckligt med kallt vatten tillsatt med vinäger för att täcka fisken. (Detta tar bort den leriga smaken.) Lägg morötter och lök i en 23 cm/9 form med kokande vatten och salt. Täck med plastfolie (plastfolie) och skär två gånger så att ånga kommer ut. Koka på fullt läge i 20 minuter, vrid på plattan fyra gånger. Häll av, spara vätskan. (Grönsaker kan användas någon annanstans i fisksoppa eller woka.) Häll tillbaka vätskan i skålen. Lägg till guldfisk i ett enda lager. Täck som tidigare och koka på Full-läge i 8 minuter, vänd på skålen två gånger. Låt stå i 3 minuter. Använd fiskskivor och överför guldfisk till en grund skål. Täck och kyl. Häll över vätskan till en kanna och kyl tills den är lite tjock.

## *Rollmops med aprikoser*

Del 4

*75 g/3 uns torkade aprikoser*

*150 ml/¼ pt/2/3 koppar kallt vatten*

*3 köpta rollmops med skivad lök*

*150 g/5 oz/2/3 koppar crème fraîche*

*Blandade salladsblad*

*vitt bröd*

Tvätta aprikoserna och skär i lagom stora bitar. Lägg i en skål med kallt vatten. Täck med en omvänd plåt och värm på Full i 5 minuter. Låt stå i 5 minuter. torkning. Skär rullmopparna i bitar. Tillsätt det i aprikoserna med lök och crème fraîche. Blanda väl. Täck över och låt marinera i kylen i 4-5 timmar. Servera över salladsblad med knäckebröd.

## Kokta kippers

Del 1

*Mikrovågor stoppar lukter från att sippra in i huset och göra kipers rinnande och möra.*

*1 stor ofärgad kiper, ca 450 g/1 lb*
*120 ml/4 fl oz/½ kopp kallt vatten*
*Smör eller margarin*

Skär kippern, kasta svansen. Blötlägg i 3-4 timmar i omväxlande kallt vatten för att minska sältan, om så önskas, låt sedan rinna av. Lägg i en stor, grund form med vatten. Täck med plastfolie (plastfolie) och skär två gånger så att ånga kommer ut. Koka på full eld i 4 minuter. Servera på en varm tallrik med ett pålägg av smör eller margarin.

## *Räkmadras*

Del 4

*25 g/1 oz/2 msk ghee eller 15 ml/1 msk jordnötsolja*

*2 lökar, hackade*

*2 vitlöksklyftor, krossade*

*15 ml/1 msk hett currypulver*

*5 ml/1 tsk mald spiskummin*

*5 ml/1 tsk garam masala*

*Saften av 1 liten lime*

*150 ml/¼ pt/2/3 dl fisk- eller grönsaksfond*

*30 ml/2 msk tomatpuré (pasta)*

*60 ml/4 msk sultanas (gyllene russin)*

*450 g/1 lb/4 kopp skalade räkor (räkor), tinade om de är frysta*

*175 g/6 oz/¾ kopp långkornigt ris, kokt*

*Popadoms*

Lägg ghee eller olja i en form med en diameter på 20 cm/8. Värm, avtäck, slå på Full i 1 minut. Blanda löken och vitlöken noga. Koka utan lock i fullt läge i 3 minuter. Tillsätt currypulver, spiskummin, garam masala och limejuice. Koka, utan lock, på fullt läge i 3 minuter, rör om två gånger. Tillsätt buljong, tomatpuré och sultanas. Täck med en uppochnedvänd plåt och koka på Full-läge i 5 minuter. Låt räkorna rinna av om det behövs, lägg dem sedan på en tallrik och blanda ordentligt. Koka utan lock i fullt läge i 1½ minut. Servera med ris och popadoms.

## Martini rödspätta rullar med sås

Del 4

*8 rödspättafiléer, 175 g/6 oz vardera, tvättade och avrunna*

*Salt och nymalen svartpeppar*

*Saft från 1 citron*

*2,5 ml/½ tsk Worcestershiresås*

*25 g/1 oz/2 msk smör eller margarin*

*4 schalottenlök, skalade och hackade*

*100 g/3½ oz/1 kopp kokt skinka, hackad*

*400 g/14 oz svamp, tunt skivad*

*20 ml/4 tsk majsstärkelse (majsstärkelse)*

*20 ml/4 tsk kall mjölk*

*250 ml/8 fl oz/1 kopp kycklingfond*

*150 g/¼ pt/2/3 koppar enkel kräm (lätt)*

*2,5 ml/½ tsk strösocker (fint)*

*1,5 ml/¼ tsk gurkmeja*

*10 ml/2 tsk martini bianco*

Krydda fisken med salt och peppar. Marinera i citronsaft och Worcestershiresås i 15-20 minuter. Smält smör eller margarin i en kastrull (panna). Tillsätt schalottenlök och fräs (svits) långsamt tills den är mjuk och halvgenomskinlig. Tillsätt skinka och svamp och fräs i 7 minuter. Mixa majsstärkelsen med kall mjölk tills den är slät och tillsätt resten av ingredienserna. Rulla rödspätta och gäddfiléer med cocktailpinnar (tandpetare). Lägg i en form med en diameter på 20 cm/8. Klä med svampblandning. Täck med plastfolie (plastfolie) och skär två gånger så att ånga kommer ut. Koka på full eld i 10 minuter.

## *Pilgrimsmussla Ragout med valnötter*

Del 4

*30 ml/2 msk olivolja*

*1 lök, skalad och hackad*

*2 morötter, skalade och fint tärnade*

*3 stjälkar selleri, skurna i tunna bitar*

*1 röd paprika (klocka), frön borttagna och hackade*

*1 grön paprika, frön borttagna och hackade*

*1 liten chayote (zucchini), putsad och tunt skivad*

*250 ml/8 fl oz/1 kopp rosévin*

*1 bukett garnipåsar*

*325 ml/11 fl oz/11/3 koppar grönsaks- eller fiskfond*

*400 g/14 oz/1 stor burk hackade tomater*

*125 g/4 oz bläckfiskringar*

*125 g/4 uns skalade, kokta musslor*

*200 g/7 oz citrontunga eller flundrafilé, skuren i bitar*

*4 jätteräkor (jumboräkor), kokta*

*50 g/2 oz/½ kopp valnötter, grovt hackade*

*30 ml/2 msk stenade svarta oliver (urkärnade)*

*10 ml/2 tsk gin*

*Lite citronsaft*

*2,5 ml/½ tsk socker*

*1 baguette*

*30 ml/2 matskedar grovt hackade basilikablad*

Häll oljan i en 2,5 quart/4½ pt/11 koppar skål. Värm, avtäck, slå på Full i 2 minuter. Tillsätt beredda grönsaker och häll i olja för att täcka. Täck med plastfolie (plastfolie) och skär två gånger så att ånga kommer ut. Koka på full eld i 5 minuter. Tillsätt vin och en garni av blommor. Täck som tidigare och koka på Full-läge i 5 minuter. Tillsätt buljong, tomater och fisk. Täck igen och koka på fullt läge i 10 minuter. Blanda alla övriga ingredienser utom basilikan. Täck igen och koka helt i 4 minuter. Strö över basilika och servera varm.

# Torsk Hotpot

Del 4

*25 g/1 oz/2 msk smör eller margarin*

*1 lök, skalad och hackad*

*2 morötter, skalade och fint tärnade*

*2 stjälkar selleri, tunt skivade*

*150 ml/¼ pt/2/3 koppar medelstort vitt vin*

*400 g/14 oz flådd torskfilé, skuren i stora tärningar*

*15 ml/1 msk majsstärkelse (majsstärkelse)*

*75 ml/5 msk kall mjölk*

*350 ml/12 fl oz/1½ kopp fisk eller grönsaksfond*

*Salt och nymalen svartpeppar*

*75 ml/5 msk hackad dill (dill ogräs)*

*300 ml/½ pt/1¼ koppar dubbel grädde (tung), lätt vispad*

*2 äggulor*

Lägg smör eller margarin i en gryta med en diameter på 20 cm/8 (nederländsk ugn). Värm, avtäck, slå på Full i 2 minuter. Blanda grönsaker och vin. Täck med plastfolie (plastfolie) och skär två gånger så att ånga kommer ut. Koka på full eld i 5 minuter. Låt stå i 3 minuter. Hitta. Lägg till fisken i grönsakerna. Blanda majsstärkelsen med den kalla mjölken tills den blandas, tillsätt den sedan i grytan med fonden. Säsong. Täck som tidigare och koka på Full-läge i 8 minuter. Tillsätt dill. Blanda grädden med äggulorna noga och rör ner i grytan. Täck över och koka på fullt läge i 1½ minut.

## *Rökt torsk Hot-pot*

Del 4

Förbered dig på Cod Hot-pot men ersätt de rökta torskfiléerna med färska.

## *Marulk i gyllene citrongräddsås*

Presenter 6

*300 ml/½ pt/1¼ kopp helmjölk*

*25 g/1 oz/2 msk smör eller margarin, i kökstemperatur*

*675 g/1½ lb marulkfilé, skuren i lagom stora bitar*

*45 ml/3 msk mjöl (all-purpose)*

*2 stora äggulor*

*Saft från 1 stor citron*

*2,5–5 ml/½ -1 tsk salt*

*2,5 ml/½ tsk finhackad dragon*

*Kokta vol-au-vent rutor (biffskal) eller skivor av rostat ciabattabröd*

Häll mjölken i en kanna och värm, utan lock, på Full i 2 minuter. Lägg smör eller margarin i en form med en diameter på 20 cm/8. Smält, avtäckt och tina i 1 minut. Klä fiskbitarna i mjöl och tillsätt smör eller margarin på tallriken. Häll försiktigt i mjölk. Täck med plastfolie (plastfolie) och skär två gånger så att ånga kommer ut. Koka på full eld i 7 minuter. Vispa i äggulor, citronsaft och salt och rör ner i fisken. Koka utan lock i fullt läge i 2 minuter. Låt stå i 5 minuter. Blanda väl, strö över dragon och servera i en vol-au-vent behållare eller med skivad rostad ciabatta.

## *Sula i gyllene citrongräddsås*

Presenter 6

Förbered som för marulk i guld citrongräddsås, men ersätt sjötungan, skuren i bitar, mot marulkbitar.

## *Hollandaise lax*

Del 4

*4 laxbiffar, 175–200 g/6–7 oz vardera*

*150 ml/¼ pt vatten/2/3 kopp vatten eller torrt vitt vin*

*2,5 ml/½ tsk salt*

*Hollandaisesås*

Ordna biffarna runt sidorna på ett fat med en diameter på 20 cm/8. Tillsätt vatten eller vin. Strö fisken med salt. Täck med plastfolie (plastfolie) och skär två gånger så att ånga kommer ut. Koka i upptining (för att förhindra att laxen spottar) i 16–18 minuter. Låt stå i 4 minuter. Ta upp till fyra varma tallrikar med fiskskivorna, rinna av vätskan. Bestryk var och en med Hollandaisesås.

*Lax Hollandaise med koriander*

Del 4

Förbered för laxhollandaise, men tillsätt 30 ml/2 msk hackad koriander till såsen så fort den är klar. För extra smak, blanda i 10 ml/2 tsk hackad citronmeliss.

## *Majonnäs Laxflingor*

Presenter 6

*900 g/2 lb färsk laxfilé, flådd*

*Salt och nymalen svartpeppar*

*Smält smör eller margarin (valfritt)*

*50 g/2 oz/½ kopp flingad (skivad) mandel, rostad*

*1 liten lök, finhackad*

*30 ml/2 msk finhackad persilja*

*5 ml/1 tsk hackad dragon*

*200 ml/7 fl oz/mindre än 1 kopp fransk majonnäs*

*Salladsblad*

*Fänkålsspray, till garnering*

Dela laxen i fyra delar. Ordna runt kanten på en 25 cm/10 djup form. Strö över salt och peppar och ringla lite smält smör eller margarin på toppen om så önskas. Täck med plastfolie (plastfolie) och skär två gånger så att ånga kommer ut. Koka i upptining i 20 minuter. Låt den svalna till ljummen, hacka sedan fisken med två gafflar. Lägg över i en skål, tillsätt hälften av mandeln och lök, persilja och dragon. Rör försiktigt i majonnäsen tills den är väl blandad och fuktig. Klä en lång form med salladsblad. Lägg en rad laxmajonnäs ovanpå. Strö över resterande mandel och garnera med dill.

## *Medelhavsstekt lax*

Portioner 6–8

*1,5 kg/3 pund portion lax, halverad*

*60 ml/4 msk olivolja*

*60 ml/4 msk citronsaft*

*60 ml/4 msk tomatpuré (pasta)*

*15 ml/1 msk hackade basilikablad*

*7,5 ml/1½ tsk salt*

*45 ml/3 msk små kapris, avrunnen*

*45 ml/3 msk hackad persilja*

Tvätta laxen, se till att ta bort alla fjäll. Lägg i en form med en diameter på 20 cm/8 i diameter. Vispa ihop resterande ingredienser och häll över fisken. Täck med en plåt och låt marinera i kylen i 3 timmar. Täck med plastfolie (plastfolie) och skär två gånger så att ånga kommer ut. Koka på fullt läge i 20 minuter, vrid på plattan två gånger. Dela i portioner för servering.

*En gång i tiden en frukosträtt, särskilt förknippad med Indiens koloniala dagar runt sekelskiftet, serveras kedgeree nu oftare till lunch.*

*350 g/12 oz rökt kolja eller torskfiléer*

*60 ml/4 msk kallt vatten*

*50 g/2 oz/ kopp smör eller margarin*

*225 g/8 oz/1 kopp basmatiris*

*15 ml/1 msk lätt currypulver*

*600 ml/1 pt/2½ koppar kokande vatten*

*3 kokta ägg (hårdkokta)*

*150 ml/¼ pt/2/3 koppar enkel kräm (lätt)*

*15 ml/1 msk hackad persilja*

*Salt och nymalen svartpeppar*

*Persiljekvistar, till garnering*

Lägg fisken i en grund form med kallt vatten. Täck med plastfolie (plastfolie) och skär två gånger så att ånga kommer ut. Koka på full eld i 5 minuter. torkning. Flinga köttet med två gafflar, ta bort skinn och ben. Lägg smör eller margarin i en värmebeständig 1,75-quart/3 pt/7½ kopp rund serveringsform och smält i Tina i 1½–2 minuter. Tillsätt ris, curry och kokande vatten. Täck som tidigare och koka på full värme i 15 minuter. Hacka två ägg och rör ner till en tallrik med fisk, grädde och persilja, kryddor efter smak. Dela runt, täck med en vänd plåt och värm på Full i 5 minuter. Skär de återstående äggen. Ta ut plattan från mikrovågsugnen och garnera med hackat ägg och persilja.

*Kedgeree med rökt lax*

Del 4

Förbered för Kedgeree med Curry, men ersätt 225 g/8 oz rökt lax (lokal), skuren i bitar, mot rökt kolja eller torsk. Rökt lax behöver inte förkokas.

*Rökt fiskquiche*

Presenter 6

*175 g/6 oz mördeg (baspajskal)*

*1 äggula, skaka av*

*125 g/4 ounce rökt fisk som makrill, kolja, torsk eller öring, tillagad och flingad*

*3 ägg*

*150 ml/¼ pt/2/3 kopp gräddfil (sur mjölk)*

*30 ml/2 msk majonnäs*

*Salt och nymalen svartpeppar*

*75 g/3 oz/¾ kopp cheddarost, riven*

*Paprika*

*Blandsallad*

Smörj lätt en 20 cm/8 diameter glasburk eller räfflad porslinsmugg. Rulla tårtan och använd den för att fodra en smord plåt. Pierce väl överallt, speciellt på den sida där den möter basen. Koka utan lock i fullt läge i 6 minuter, vrid på plattan två gånger. Om några utbuktningar dyker upp, tryck ner med ett finger skyddat av en ugnsvante. Pensla insidan av formen (pajskalet) med äggula. Koka på fullt läge i 1 minut för att täcka eventuella hål. Ta bort från ugnen. Täck basen med fisk. Vispa ägg med grädde och majonnäs, krydda efter smak. Häll i paj och strö över ost och paprika. Koka utan lock i fullt läge i 8 minuter. Servera varm med sallad.

## *Louisiana Räk Gumbo*

Del 8

*3 lökar, hackade*

*2 vitlöksklyftor*

*3 stjälkar selleri, finhackad*

*1 grön paprika, frön borttagna och finhackade*

*50 g/2 oz/¼ kopp smör*

*60 ml/4 msk mjöl (all-purpose)*

*900 ml/1½ pt/3¾ koppar varm grönsaks- eller kycklingfond*

*350 g/12 oz okra (lady's fingers), toppar och svansar*

*15 ml/1 msk salt*

*10 ml/2 tsk koriander (koriander)*

*5 ml/1 tsk gurkmeja*

*2,5 ml/½ tsk malda kryddor*

*30 ml/2 msk citronsaft*

*2 lagerblad*

*5-10 ml/1–2 tsk Tabascosås*

*450 g/1 lb/4 kopp kokta skalade räkor (räkor), tinade om de är frysta*

*350 g/12 oz/1½ kopp långkornigt ris, kokt*

Placera lök i en 2,5-quart/4½ pt/11 koppar skål. Krossa vitlöken ovanpå. Tillsätt selleri och grön paprika. Smält smöret i fullt läge i 2 minuter. Rör ner mjöl. Koka utan lock på fullt läge i 5–7 minuter, rör om fyra gånger och se noga om det bränns tills blandningen har en ljus kexfärg. Blanda i buljongen gradvis. Avsätta. Skär okran i strimlor och lägg till grönsakerna med alla resterande ingredienser utom Tabasco och räkor men inklusive rouxblandningen. Täck med plastfolie (plastfolie) och skär två gånger så att ånga kommer ut. Koka på full eld i 25 minuter. Låt stå i 5 minuter. Tillsätt Tabasco och räkor. Häll upp i varma djupa skålar och lägg till en stor hög med nykokt ris i varje skål.

### *Marulk Gumbo*

Del 8

Förbered som för Louisiana Prawn Gumbo, men ersätt samma vikt av marulk med ben, skurna i bitar, för räkor (räkor). Täck med plastfolie (plastfolie) och koka på full värme i 4 minuter innan du överför till en serveringsskål.

### *Blandad fisk Gumbo*

Del 8

Förbered som för Louisiana Prawn Gumbo, men ersätt tärnad fiskfilé med räkor (räkor).

### *Öring med mandel*

Del 4

*50 g/2 oz/¼ kopp smör*

*15 ml/1 msk citronsaft*

*4 medelstora öringar*

*50 g/2 oz/½ kopp flingad (skivad) mandel, rostad*

*Salt och nymalen svartpeppar*

*4 citronklyftor*

*Persiljekvistar*

Smält smöret på Tina i 1½ minut. Rör ner citronsaften. Lägg öring från topp till svans i en smord 25 3 20 cm/10 3 8 form. Klä fisken med smörblandningen och strö över mandel och kryddor. Täck med plastfolie (plastfolie) och skär två gånger så att ånga kommer ut. Koka på fullt läge i 9–12 minuter, vrid på plattan två gånger. Låt stå i 5 minuter. Överför till fyra uppvärmda tallrikar. Häll över matlagningsvätskan och garnera med citronklyftorna och persiljekvistarna.

## *Beprövad räka*

Del 4

*225 g/8 oz/1 kopp lättlagat långkornigt ris*

*600 ml/1 pt/2½ koppar varm fisk- eller kycklingfond*

*5 ml/1 tsk salt*

*15 ml/1 msk olivolja*

*1 lök, riven*

*1-2 vitlöksklyftor, krossade*

*6 stora mycket mogna tomater, blancherade, skalade och hackade*

*15 ml/1 msk hackade basilikablad*

*5 ml/1 tsk mjukt mörkt farinsocker*

*450 g/1 lb/4 kopp frysta skalade räkor (räkor), oförfalskade*

*Salt och nymalen svartpeppar*

*hackad persilja*

Lägg riset i en 2 quart/3½ pt/8½ koppsform. Rör ner varm buljong och salt. Täck med plastfolie (plastfolie) och skär två gånger så att ånga kommer ut. Koka på fullt läge i 16 minuter. Låt stå i 8 minuter så att riset suger upp all fukt. Häll olja i ett serveringsfat på 1,75 liter/3 pt/7½ kopp. Värm, avtäck, slå på Full i 1 minut. Fräs löken och vitlöken. Koka, utan lock, på fullt läge i 3 minuter, rör om två gånger. Tillsätt tomater med basilika och socker. Täck med en tallrik och koka på Full-läge i 5 minuter, rör om två gånger. Blanda frysta räkor och kryddor efter smak. Täck som tidigare och koka på Full-läge i 4 minuter, separera sedan försiktigt räkorna. Täck igen och koka på fullt läge i ytterligare 3 minuter. Låt det stå. Täck riset med en tallrik och värm upp i Tina i 5-6 minuter. Häll upp på fyra varma tallrikar och strö över fisk- och tomatblandningen. Strö över persilja och servera varm.

*Lägg i sellerisås med rostad mandel*

Del 4

*8 rödspättafiléer, totalvikt ca 1 kg/2¼ lb*

*300 ml/10 fl oz/1 burk tung gräddsellerisoppa*

*150 m/ pt/2/3 kopp kokande vatten*

*15 ml/1 msk finhackad persilja*

*30 ml/2 msk flingad (skivad) mandel, rostad*

Rulla fiskfiléerna från huvud till stjärt, skinnsidan inuti. Lägg runt kanten på en djup smörform med en diameter på 25 cm/10. Rör försiktigt soppan och vattnet och rör ner persiljan. Skeda över fisken. Täck formen med plastfolie (plastfolie) och skär den två gånger för att låta ångan komma ut. Koka på fullt läge i 12 minuter, vrid på plattan två gånger. Låt stå i 5 minuter. Koka på fullt läge i ytterligare 6 minuter. Häll upp på en varm tallrik och servera, strö över mandel.

*Filé i tomatsås med mejram*

Del 4

Förbered rödspättan i sellerisås med rostad mandel, men ersätt selleri med den tjocka tomatsoppan och persiljan med 2,5 ml/½ tsk torr mejram.

*Filé i svampsås med vattenkrasse*

Del 4

Förbered rödspättan i sellerisås med rostad mandel, men ersätt sellerin med den tjocka svampsoppan och persiljan med 30 ml/2 msk hackad vattenkrasse.

*Torskhash med pocherat ägg*

Del 4

*Detta hittades i en handskriven anteckningsbok från 1800-talet som tillhörde en gammal väns mormor.*

*675 g/1½ lb skalade torskfiléer*

*10 ml/2 tsk smält smör eller margarin eller solrosolja*

*Paprika*

*Salt och nymalen svartpeppar*

*50 g/2 oz/ kopp smör eller margarin*

*8 stora salladslökar (lökar), putsade och hackade*

*350 g/12 oz kyld kokt potatis, tärnad*

*150 ml/¼ pt/2/3 koppar enkel kräm (lätt)*

*5 ml/1 tsk salt*

*4 ägg*

*175 ml/6 fl oz/¾ kopp varmt vatten*

*5 ml/1 tsk vinäger*

Lägg fisken i en grund form. Pensla med lite smält smör eller margarin eller olja. Krydda med paprika, salt och peppar. Täck med plastfolie (plastfolie) och skär två gånger så att ånga kommer ut. Koka i upptining i 14–16 minuter. Separera fisken med två gafflar, ta bort benen. Lägg resten av smöret, margarinet eller oljan i en gryta med en diameter på 20 cm/8 (nederländsk ugn). Värm, utan lock, i Tina i 1½ – 2 minuter. Blanda i löken. Täck med en tallrik och koka på fullt läge i 5 minuter. Blanda fisken med potatis, grädde och salt. Täck som tidigare och värm på fullt läge i 5-7 minuter tills det är väldigt varmt, rör om en eller två gånger. Håll dig varm. För att pochera ägg, bryt två ägg i en liten skål och tillsätt hälften vatten och hälften vinäger. Stick igenom äggulan med spetsen på en kniv. Täck med en tallrik och koka på fullt läge i 2 minuter. Låt stå i 1 minut. Upprepa med de återstående äggen, varmt vatten och vinäger. Häll hashen på fyra uppvärmda tallrikar och toppa var och en med ett ägg.

*Kolja och grönsaker i cidersås*

Del 4

*50 g/2 oz/ kopp smör eller margarin*

*1 lök, tunt skivad och delad i ringar*

*3 morötter, tunt skivade*

*50 g/2 oz knappsvamp, skivad*

*4 st koljafilé och flådd eller annan vit fisk*

*5 ml/1 tsk salt*

*150 ml/¼ pt/2/3 kopp medelsöt cider*

*10 ml/2 tsk majsstärkelse (majsstärkelse)*

*15 ml/1 msk kallt vatten*

Lägg hälften av smöret eller margarinet i en form med en diameter på 20 cm/8. Smält, utan lock, i Tina i ca 1½ minut. Tillsätt lök, morötter och svamp. Ordna fisken på den. Strö över salt. Häll saften försiktigt över fisken. Pricka med resterande smör eller margarin. Täck med plastfolie (plastfolie) och skär två gånger så att ånga kommer ut. Koka helt i 8 minuter. I en glasbehållare, mal majsmjölet i kallt vatten och sikta det försiktigt i fiskvätskan. Koka utan lock på fullt läge i 2½ minut tills det tjocknat, rör om varje minut. Häll över fisk och grönsaker. Häll upp på en varm tallrik och ät genast.

## havet paj

Del 4

Till toppingen:

*700 g/1½ lb stärkelsehaltig potatis, vikt oskalad*

*75 ml/5 msk kokande vatten*

*15 ml/1 msk smör eller margarin*

*75 ml/5 matskedar mjölk eller enkel kräm (lätt)*

*Nymalen salt och peppar*

*riven muskotnöt*

Till såsen:

*300 ml/½ pt/1¼ kopp kall mjölk*

*30 ml/2 msk smör eller margarin*

*20 ml/4 tsk mjöl (all-purpose)*

*75 ml/5 msk Röd Leicester eller färgad Cheddarost, riven*

*5 ml/1 tsk fullkornssenap*

*5 ml/1 tsk Worcestershiresås*

För fiskblandningen:

*450 g/1 pund vita fiskfiléer, med skinn, i kökstemperatur*

*Smält smör eller margarin*

*Paprika*

*60 ml/4 msk Röd Leicester eller färgad Cheddarost, riven*

För att göra toppingen, tvätta och skala potatisen och skär den i stora rutor. Lägg i en 1,5 liter/2½ pt/6 koppar skål med kokande vatten. Täck med plastfolie (plastfolie) och skär två gånger så att ånga kommer ut. Koka på fullt läge i 15 minuter, vrid på plattan två gånger. Låt stå i 5 minuter. Låt rinna av och mal med smör eller margarin och mjölk eller grädde, vispa tills det är fluffigt. Smaka av med salt, peppar och muskotnöt.

För att göra såsen, värm mjölken utan lock på Full i 1 minut. Avsätta. Smält smöret eller margarinet utan lock under upptining i 1-1 minuter. Rör ner mjöl. Koka utan lock i fullt läge i 30 sekunder. Blanda i mjölken gradvis. Koka på full värme i cirka 4 minuter, vispa varje minut för att säkerställa släthet, tills såsen tjocknar. Blanda osten med resten av ingredienserna till såsen.

För att göra fiskblandningen, arrangera filéerna i en grund form och pensla med smält smör eller margarin. Krydda med paprika, salt och peppar. Täck med plastfolie (plastfolie) och skär två gånger så att ånga kommer ut. Koka i fullt läge i 5–6 minuter. Separera fisken med två gafflar, ta bort benen. Överför till en smord 1,75 quart/3 pt/7½ koppsform. Blanda i såsen. Täck med potatis och strö över extra ost och paprika. Värm på nytt utan lock i Full-läge i 6–7 minuter.

## *Rökt Fish Toppers*

Del 2

*2 portioner fryst rökt kolja, 175 g/6 oz*

*Nymalen svartpeppar*

*1 liten chayote (zucchini), skivad*

*1 liten lök, tunt skivad*

*2 tomater, blancherade, skalade och hackade*

*röd paprika (klocka), ta bort fröna och hacka*

*15 ml / 1 matsked skivad grön lök*

Lägg fisken i en form med en diameter på 18 cm/7. Krydda med peppar. Täck med plastfolie (plastfolie) och skär två gånger så att ånga kommer ut. Koka helt i 8 minuter. Häll saften över fisken och låt den sedan sitta i 1 minut. Lägg grönsakerna i en annan medelstor gryta (nederländsk ugn). Täck med en tallrik och koka på full värme i 5 minuter, rör om en gång. Häll grönsaker över fisken. Täck som tidigare och koka på Full-läge i 2 minuter. Strö över salladslök och servera.

## *Coleyfilé med purjolök och citronmarmelad*

Del 2

*Ett off-beat-arrangemang från Edinburgh Marine Fish Authority, som också bidrog med de tre följande recepten.*

*15 ml/1 msk smör*

*1 vitlöksklyfta, skalad och krossad*

*1 vårlök, skivad och tunt skivad*

*2 coleyfiléer, 175 g/6 oz vardera, skalade*

*Citron juice*

*10 ml/2 tsk citronmarmelad*

*Salt och nymalen svartpeppar*

Lägg smör, vitlök och gräslök i en 18 cm/7 form. Täck med plastfolie (plastfolie) och skär två gånger så att ånga kommer ut. Koka på fullt läge i 2½ minuter. Hitta. Lägg filéerna ovanpå och strö över saften av en halv citron. Täck som tidigare och koka på Full-läge i 7 minuter. Överför fisken till två varma tallrikar och håll den varm. Blanda ner resterande citronsaft, marmelad och kryddor i fisksaften och salladslöken. Täck med en tallrik och koka på Full-läge i 1 minut. Skeda över fisken och servera.

## *Havsfisk i jacka*

Del 4

*4 bakade potatisar, oskalade men väl skurade*

*450 g/1 pund vit fiskfilé, skalad och tärnad*

*45 ml/3 msk smör eller margarin*

*3 ramslökar (salladslökar), putsade och hackade*

*30 ml/2 msk fullkornssenap*

*1,5 ml/¼ tsk paprika, plus extra till garnering*

*30–45 ml/2–3 msk vanlig yoghurt*

*Salt*

Lägg potatisen direkt på vridbordet, täck med hushållspapper och koka på full värme i 16 minuter. Slå in den i en ren kökshandduk (diskhandduk) och ställ åt sidan. Lägg fisken i en 18 cm/7 gryta (holländsk ugn) med smör eller margarin, gräslök, senap och paprika. Täck med en tallrik och koka på Full-läge i 7 minuter, rör om två gånger. Låt stå i 2 minuter. Blanda yoghurt och salt efter smak. Skär ett kryss ovanpå varje potatis och pressa försiktigt för att öppna dem. Fyll på med fiskblandning, strö över paprika och ät varmt.

## *Svensk torsk med smör och smält ägg*

Del 4

*300 ml/½ pt/1¼ kopp kallt vatten*

*3 hela nejlikor*

*5 enbär*

*1 lagerblad, krossat*

*2,5 ml/½ tsk blandad inläggningskrydda*

*1 lök, i fjärdedelar*

*10 ml/2 tsk salt*

*4 färska torskbiffar i mitten, 225 g/8 oz vardera*

*75 g/3 oz/2/3 kopp smör*

*2 hårdkokta ägg (sidorna 98–9), skalade och hackade*

Lägg vattnet, kryddnejlika, enbär, lagerblad, pickles, schalottenlök och salt i ett glas. Täck med plastfolie (plastfolie) och skär två gånger så att ånga kommer ut. Koka på full eld i 15 minuter. Anstränga. Lägg fisken i en form med 25 cm/10 diameter och häll i den filtrerade vätskan. Täck med hushållsfilm och skär två gånger så att ånga kommer ut. Koka på fullt läge i 10 minuter, vrid på plattan två gånger. Överför fisken till en varm tallrik med fiskskivor och håll den varm. Smält smöret utan lock i upptining i 2 minuter. Häll den över fisken. Strö över hackat ägg och servera.

## *Stroganoff Seafood*

Del 4

*30 ml/2 msk smör eller margarin*

*1 vitlöksklyfta, krossad*

*1 lök, skivad*

*125 g/4 oz knappsvamp*

*700 g/1½ lb vit fiskfilé, skalad och tärnad*

*150 ml/¼ pt/2/3 kopp gräddfil (sur mjölk) eller crème fraîche*

*Salt och nymalen svartpeppar*

*30 ml/2 msk hackad persilja*

Lägg smör eller margarin i en gryta med en diameter på 20 cm/8 (nederländsk ugn). Smält, utan lock, i Tina i 2 minuter. Tillsätt vitlök, lök och svamp. Täck med plastfolie (plastfolie) och skär två gånger så att ånga kommer ut. Koka på fullt läge i 3 minuter. Lägg till fisktärningar. Täck som tidigare och koka på Full-läge i 8 minuter. Rör ner grädden och smaka av med salt och peppar. Täck igen och koka på fullt läge i 1 minut. Servera beströdd med persilja.

## *Färsk tonfisk Stroganoff*

Del 4

Var beredd på Seafood Stroganoff, men ersätt den vita fisken med mycket färsk tonfisk.

## *Supreme White Fish Ragout*

Del 4

*30 ml/2 msk smör eller margarin*

*1 lök, hackad*

*2 morötter, fint tärnade*

*6 stjälkar selleri, tunt skivade*

*150 ml/¼ pt/2/3 koppar vitt vin*

*400 g/14 oz torsk- eller koljafilé, tärnad*

*10 ml/2 tsk majsstärkelse (majsstärkelse)*

*90 ml/6 msk enkel kräm (lätt)*

*150 ml/¼ pt/2/3 kopp grönsaksfond*

*Salt och nymalen svartpeppar*

*2,5 ml/½ tsk ansjovisessens (extrakt) eller Worcestershiresås*

*30 ml/2 msk hackad dill (dill ogräs)*

*300 ml/½ pt/1¼ kopp vispad grädde*

*2 äggulor*

Lägg smör eller margarin i en gryta med en diameter på 20 cm/8 (nederländsk ugn). Värm, avtäck, slå på Full i 2 minuter. Tillsätt grönsaker och vin. Täck med plastfolie (plastfolie) och skär två gånger så att ånga kommer ut. Koka på full eld i 5 minuter. Låt stå i 3 minuter. Lägg till fisken i grönsakerna. Blanda majsstärkelsen med grädden och blanda den sedan med fonden. Smaka av med salt, peppar och ansjovisjuice eller Worcestershiresås. Häll den över fisken. Täck som tidigare och koka på Full-läge i 8 minuter. Blanda i dillen, vispa sedan ihop grädden och äggulorna och rör ner i fiskblandningen. Täck som tidigare och koka i Tina i 3 minuter.

## *Laxmousse*

Del 8

*30 ml/2 matskedar pulveriserad agar*

*150 ml/¼ pt/2/3 koppar kallt vatten*

*418 g/15 oz/1 stor burk röd lax*

*150 ml/¼ pt/2/3 koppar gräddmajonnäs*

*15 ml/1 msk ljus senap*

*10 ml/2 tsk Worcestershiresås*

*30 ml/2 msk fruktchutney, hackad vid behov*

*Fantastisk citronsaft*

*2 stora äggvitor*

*nypa salt*

*Krasse, gurkskivor, grönsallad och färska limeklyftor, till garnering*

Rör ut gelatinet i 75 ml/5 msk kallt vatten och låt det sitta i 5 minuter tills det är mjukt. Tina, utan lock, i Tina i 2½–3 minuter. Rör om igen och blanda med det återstående vattnet. Lägg innehållet i burken med lax i en lagom stor skål och flaga med en gaffel, ta bort skinn och ben och mosa tills det är slätt. Blanda smält gelatin, majonnäs, senap, worcestershiresås, chutney och citronsaft. Täck och kyl tills det börjar tjockna och sätt kanterna. Vispa äggvitorna hårt. Vispa en tredjedel till en stel laxblandning med salt. Vik i återstående äggvita och överför blandningen till en 1,5 liter/2½ pt/6 koppar ringform, skölj först med kallt vatten. Täck med plastfolie (plastfolie) och ställ i kylen i 8 timmar för att stelna. Innan servering, doppa snabbt mögel i och ur kallt vatten för att lossa. Kör försiktigt en blöt kniv längs sidan och vänd sedan upp och ned på en stor, fuktad serveringsfat. (Blötning hindrar geléen från att fastna.) Garnera snyggt med massor av sallad, gurkskivor, grönsallad och limeklyftor.

*Laxmousse Dieter*

Del 8

Förbered som för laxmousse, men ersätt majonnäs från fromage frais eller kvarg.

*Morgonkrabba*

Del 4

*300 ml/½ pt/1¼ kopp helmjölk*

*10 ml/2 tsk blandad inläggningskrydda*

*1 liten lök, skuren i 8 klyftor*

*2 persiljekvistar*

*En nypa muskotnöt*

*30 ml/2 msk smör*

*30 ml/2 msk mjöl (all-purpose)*

*Salt och nymalen svartpeppar*

*75 g/3 oz/¾ kopp Gruyère (schweizisk) ost, riven*

*5 ml/1 tsk kontinental senap*

*350 g/12 oz beredd ljust och mörkt krabbkött*

*Rostat brödskivor*

Häll mjölken i en glas- eller plastkanna och rör ner saltgurka, skivad lök, persilja och muskotnöt. Täck med en tallrik och värm på Full i 5–6 minuter tills mjölken börjar huttra. Anstränga. Placera smöret i en 1,5 liter/2½ pt/6 koppar skål och smält i Tina i 1½ minut. Blanda mjöl. Koka helt i 30 sekunder. Blanda gradvis i den varma mjölken. Koka på full värme i cirka 4 minuter, rör om varje minut, tills såsen kokar och tjocknar. Krydda med salt och peppar och rör ner ost och senap. Koka på fullt läge i 30 sekunder eller tills osten smält. Rör ner krabbkött. Täck med en plåt och värm på Full-läge i 2-3 minuter. Servera över nygjord rostat bröd.

## *Morgon tonfisk*

Del 4

Förbered som för Crab Mornay, men ersätt krabbkött med konserverad tonfisk i olja. Flinga köttet med två gafflar och tillsätt det i såsen med oljan från burken.

## *Morgonröd lax*

Del 4

Förbered för Crab Mornay, men ersätt krabbkött med konserverad röd lax, avrunnen och flingad.

## *Skaldjur och valnötskombination*

Del 4

*45 ml/3 msk olivolja*

*1 lök, hackad*

*2 morötter, skivade*

*2 stjälkar selleri, tunt skivade*

*1 röd paprika (klocka), frön borttagna och hackade*

*1 grön paprika, frön borttagna och hackade*

*1 liten chayote (zucchini), tunt skivad*

*250 ml/8 fl oz/1 kopp vitt vin*

*En nypa blandade kryddor*

*300 ml/ pt/1¼ kopp fisk- eller grönsaksfond*

*450 g/1 pund mogna tomater, blancherade, skalade och hackade*

*125 g/4 oz bläckfiskringar*

*400 g/14 oz rödspätta eller citrontunga filé, skuren i rutor*

*125 g/4 uns kokta musslor*

*4 stora räkor (räkor)*

*50 g/2 ounce/½ kopp valnötshalvor eller bitar*

*50 g/2 oz/1/3 kopp sultanor (guldrussin)*

*Lite sherry*

*Salt och nymalen svartpeppar*

*Saft från 1 citron*

*30 ml/2 msk hackad persilja*

Värm oljan i en 2,5 quart/4½ pt/11 koppar gryta (nederländsk ugn) på Full i 2 minuter. Tillsätt alla grönsaker. Koka, utan lock, på fullt läge i 5 minuter, rör om två gånger. Tillsätt vin, kryddor, buljong och tomater med all fisk och skaldjur. Täck med plastfolie (plastfolie) och skär två gånger så att ånga kommer ut. Koka på full eld i 10 minuter. Rör ner alla övriga ingredienser utom persilja. Täck som tidigare och koka på Full-läge i 4 minuter. Ta av locket, strö över persilja och servera genast.

## *Laxringar med dill*

Serverar 8–10

*125 g/4 oz/3½ skivor vitt bröd med lös struktur*

*900 g/2 lb färsk laxfilé utan skinn, tärnad*

*10 ml/2 tsk ansjovissojasås på flaska*

*5-7,5 ml/1-1½ tsk salt*

*1 vitlöksklyfta, krossad*

*4 stora ägg, skaka av*

*25 g/1 oz färsk dill (dill ogräs)*

*vitpeppar*

Smörj lätt en 23 cm/9 form med diameter. Krossa brödet i en matberedare. Tillsätt alla resterande ingredienser. Pulsera maskinen tills blandningen precis är blandad och fisken är grovt hackad. Undvik överblandning annars blir blandningen tung och tät. Platta ut i den förberedda skålen och tryck in syltburken (konservera) eller äggkoppen med rak sida upp i mitten så att blandningen bildar en ring. Täck med plastfolie (plastfolie) och skär två gånger så att ånga kommer ut. Koka på fullt läge i 15 minuter, vrid på plattan två gånger. (Ringarna kommer att krympa från plattans sidor.) Låt svalna, täck sedan över och kyl. Skär i bitar och servera. Rester kan användas i smörgåsar.

### *Blandade fiskringar med persilja*

Serverar 8–10

Förbered laxringarna med dill, men ersätt laxen med färsk laxfiléblandning, hälleflundra och kolja och 45 ml/3 msk hackad persilja mot dillen.

*Torskgryta med bacon och tomater*

Presenter 6

*30 ml/2 msk smör eller margarin*

*225 g/8 ounces gammon, grovt hackad*

*2 lökar, skivade*

*1 stor grön paprika, frön borttagna och hackade*

*2 3 400 g/2 3 14 oz/2 stora burkar tomater*

*15 ml/1 msk lätt kontinental senap*

*45 ml/3 msk Cointreau eller Grand Marnier*

*Salt och nymalen svartpeppar*

*700 g/1½ lb skalade torskfiléer, tärnade*

*2 vitlöksklyftor, krossade*

*60 ml/4 matskedar rostat brynbrödsmjöl*

*15 ml/1 msk jordnöt (jordnöt) eller solrosolja*

Lägg smöret eller margarinet i en 2 quart/3½ pt/8½ koppar gryta (nederländsk ugn). Värm, avtäck, slå på Full i 1 minut. Blanda gammon, lök och paprika. Koka, utan lock, i Tina i 10 minuter, rör om två gånger. Ta bort från mikrovågsugnen. Arbeta tomaterna, mosa dem med en gaffel och rör ner senap, likör och kryddor. Täck med plastfolie (plastfolie) och skär två gånger så att ånga kommer ut. Koka på fullt läge i 6 minuter. Tillsätt fisk och vitlök. Täck som tidigare och koka på Medium i 10 minuter. Strö över ströbröd och häll olja ovanpå. Värm, avtäck, slå på Full i 1 minut.

## *Banta fiskgryta*

Del 2

*Kryddad med en kryddig, djärvt kryddad jalapenosås, njut av denna överdådiga fiskfest med krispigt franskbröd och ett rustikt rött vin.*

*2 lökar, grovt hackade*

*2 vitlöksklyftor, krossade*

*15 ml/1 msk olivolja*

*400 g/14 oz/1 stor burk hackade tomater*

*200 ml/7 fl oz/mindre än 1 kopp rosévin*

*15 ml/1 msk Pernod eller Ricard (pastis)*

*10 ml/2 tsk jalapenosås*

*2,5 ml/½ tsk chilisås*

*10 ml/2 tsk garam masala*

*1 lagerblad*

*2,5 ml/½ tsk torr oregano*

*2,5–5 ml/½-1 tsk salt*

*225 g/8 oz flådd marulk eller hälleflundra, hackad*

*12 stora räkor (räkor)*

*2 stora musslor, skurna i bitar*

*30 ml/2 msk hackad koriander (koriander), till garnering*

Lägg schalottenlök, vitlök och olja i en 2-quart/3½ pt/8½ koppar gryta (nederländsk ugn). Täck med en tallrik och koka på Full-läge i 3 minuter. Blanda resten av ingredienserna förutom fisk, musslor och koriander. Täck som tidigare och koka på Full-läge i 6 minuter, rör om tre gånger. Blanda i marulk eller hälleflundra. Täck som tidigare och koka i Tina i 4 minuter tills fisken blir vit. Tillsätt räkor och pilgrimsmusslor. Täck som tidigare och koka i Tina i 1½ minut. Blanda väl, häll i en djup form och strö koriander över var och en. Servera omedelbart.

## *Grillad kyckling*

*Kyckling i mikrovågsugn kan vara utsökt och vackert kryddad när den tillagas med rätt kryddor och inte fylld.*

*1 kyckling redo för ugnen, storlek efter behov*

För sot:

*25 g/1 oz/2 msk smör eller margarin*

*5 ml/1 tsk paprika*

*5 ml/1 tsk Worcestershiresås*

*5 ml/1 tsk sojasås*

*2,5 ml/½ tsk vitlökssalt eller 5 ml/1 tsk vitlökspasta*

*5 ml/1 tsk tomatpuré (pasta)*

Lägg den tvättade och torkade kycklingen i en skål som är tillräckligt stor för att rymma den bekvämt och även för att få plats i mikrovågsugnen. (Du behöver inte gå på djupet.) För att göra ett pålägg, smält smöret eller margarinet på Full i 30–60 sekunder. Rör ner resten av ingredienserna och häll över kycklingen. Täck med plastfolie (plastfolie) och skär två gånger så att ånga kommer ut. Koka på Full i 8 minuter per 450 g/1 lb, vänd plåten var 5:e minut. Halvvägs genom tillagningen, stäng av mikrovågsugnen och låt fågeln stå inne i 10 minuter, avsluta sedan tillagningen. Låt stå i ytterligare 5 minuter. Lägg över till en skärbräda, täck med folie och låt vila 5 minuter innan du skär.

Förbered den grillade kycklingen, men tillsätt 5 ml/1 tsk farinsocker (rörmelass), 10 ml/2 tsk farinsocker, 5 ml/1 tsk citronsaft och 5 ml/1 tsk chokladsås på skalet. Tillåt ytterligare 30 sekunders tillagningstid.

## *Tex-mex kyckling*

Förbered som för stekt kyckling. Efter tillagning, dela fågeln i bitar och lägg dem på en ren tallrik. Toppa med köpt salsa, medium till varm efter smak. Strö över 225 g/8 oz/2 koppar riven cheddarost. Värm upp igen utan lock i Tina i cirka 4 minuter tills osten är smält och bubblig. Servera med konserverade refried bönor och skivad avokado översållad med citronsaft.

## *krönande kuk*

*1 grillad kyckling*

*45 ml/3 msk vitt vin*

*30 ml/2 msk tomatpuré (pasta)*

*30 ml/2 msk mangochutney*

*30 ml/2 msk siktad (silad) aprikossylt (förvarad)*

*30 ml/2 matskedar vatten*

*Citron juice*

*10 ml/2 tsk ljus currypasta*

*10 ml/2 tsk sherry*

*300 ml/½ pt/1 ¼ kopp tjock majonnäs*

*60 ml/4 msk vispad grädde*

*225 g/8 oz/1 kopp långkornigt ris, kokt*

*vattenkrasse*

Följ receptet grillad kyckling, inklusive skalet. Efter tillagning, ta bort köttet från benet och skär i lagom stora bitar. Lägg den i mixerskålen. Häll upp vinet på en tallrik och tillsätt tomatpuré, chutney, sylt, vatten och citronsaft. Värm, avtäck, slå på Full i 1 minut. Låt det svalna. Arbeta in currypasta, sherry och majonnäs och vänd ner grädde. Kombinera med kyckling. Lägg upp en risbädd på en stor serveringsfat och ös kycklingblandningen över den. Garnera med vattenkrasse.

# *veroniques kyckling*

*1 grillad kyckling*

*1 lök, fint riven*

*25 g/1 oz/2 msk smör eller margarin*

*150 ml/¼ pt/2/3 kopp crème fraîche*

*30 ml/2 msk vit portvin eller medium torr sherry*

*60 ml/4 msk tjock majonnäs*

*10 ml/2 tsk hemgjord senap*

*5 ml/1 tsk tomatsås (catsup)*

*1 liten stjälk selleri, hackad*

*75 g/3 oz kärnfria gröna druvor*

*Små klasar av gröna eller röda druvor utan kärnor, för garnering*

Följ receptet grillad kyckling, inklusive skalet. Efter tillagning, ta bort köttet från benet och skär i lagom stora bitar. Lägg den i mixerskålen. Lägg löken i en liten skål med smöret eller margarinet och koka utan lock på Full-läge i 2 minuter. I en tredje skål, vispa ihop crème fraîche, portvin eller sherry, majonnäs, senap, ketchup och selleri. Vänd ner i kycklingen med den kokta löken och vinet. Häll upp prydligt på ett serveringsfat och garnera med druvklasar.

*Kyckling i vinägersås med dragon*

*Anpassad från ett recept som hittades på en topprestaurang i Lyons, Frankrike, i början av sjuttiotalet.*

*1 grillad kyckling*

*25 g/1 oz/2 msk smör eller margarin*

*30 ml/2 msk majsstärkelse (majsstärkelse)*

*15 ml/1 msk tomatpuré (pasta)*

*45 ml/3 msk dubbelkräm (i vikt)*

*45 ml/3 msk maltvinäger*

*Salt och nymalen svartpeppar*

Följ receptet grillad kyckling, inklusive skalet. Skär den kokta fågeln i sex bitar, täck med folie och håll den varm på en tallrik. För att göra såsen, häll kycklingbuljongen i en måttbägare och fyll upp till 250 ml/1 dl med varmt vatten. Lägg smör eller margarin i en separat plåt och värm den, öppna locket, sätt på Full i 1 minut. Rör ner majsstärkelse, tomatpuré, grädde och vinäger och smaka av med salt och nymalen svartpeppar. Blanda den varma kycklingjuicen gradvis. Koka utan lock på fullt läge i 4-5 minuter tills det tjocknat och bubbligt, rör om varje minut. Häll över kycklingen och servera genast.

*Dansk grillad kyckling fylld med persilja*

Förbered för stekt kyckling, men gör några skåror i det råa kycklingskinnet och linda in lite persiljekvistar. Placera 25 g/1 oz/2 msk vitlökssmör i håligheten. Fortsätt sedan som i receptet.

### *Simla kyckling*

*Anglo-indisk specialitet tillhörande Rajs tid.*

*1 grillad kyckling*

*15 ml/1 msk smör*

*5 ml/1 tsk finhackad ingefära*

*5 ml/1 tsk vitlökspuré (pasta)*

*2,5 ml/½ tsk gurkmeja*

*2,5 ml/½ tsk paprika*

*5 ml/1 tsk salt*

*300 ml/½ pt/1¼ kopp vispad grädde*

*Friterade (sauterade) lökringar, hemgjorda eller köpta, till garnering*

Följ receptet grillad kyckling, inklusive skalet. När den är tillagad, dela fågeln i sex portioner och håll den varm på ett stort fat eller på ett fat. Värm smör i en 600 ml/1 pt/2½ koppsform på Full i 1 minut. Tillsätt ingefärapuré och vitlök. Koka utan lock i fullt läge i 1½ minut. Blanda gurkmeja, paprika och salt, sedan grädde. Värm, utan lock, på fullt läge i 4-5 minuter tills krämen börjar bubbla, vispa minst fyra gånger. Häll över kycklingen och garnera med lökringar.

### *Kryddig kyckling med kokos och koriander*

Del 4

*En försiktigt kryddad curryrätt från södra Afrika.*

*8 portioner kyckling, alla 1,25 kg/2¾ lb*

*45 ml/3 msk torr kokos (riven)*

*1 grön chili, ca 8 cm/3 lång, kärnad och hackad*

*1 vitlöksklyfta, krossad*

*2 lökar, riven*

*5 ml/1 tsk gurkmeja*

*5 ml/1 tsk mald ingefära*

*10 ml/2 tsk milt currypulver*

*90 ml/6 msk grovt hackad koriander (koriander)*

*150 ml/¼ pt/2/3 kopp kokosmjölk på burk*

*125 g/4 oz/½ kopp keso med gräslök*

*Salt*

*175 g/6 oz/¾ kopp långkornigt ris, kokt*

*Chutney, att servera*

Kycklingskinn. Ordna runt kanten på ett fat med en diameter på 25 cm/10, tryck ihop remsorna så att de passar. Täck med plastfolie (plastfolie) och skär två gånger så att ånga kommer ut. Koka på fullt läge i 10 minuter, vrid på plattan två gånger. Lägg kokosen i en skål med alla övriga ingredienser utom riset. Blanda väl. Öppna kycklingen och täck den med kokosblandningen. Täck som tidigare och koka på Full-läge i 10 minuter, vänd på skålen fyra gånger. Servera i en djup tallrik över en hög ris med chutneyn serverad separat.

Förbered den kryddiga kycklingen med kokos och koriander, men ersätt kycklingen med åtta portioner kanin.

*Kryddigt Turkiet*

Del 4

Ställ dig för den kryddiga kycklingen med kokos och koriander, men ersätt kalkonbröstfilékycklingen med åtta stycken 175 g/6 oz.

*Kyckling Bredie med tomater*

Presenter 6

*Sydafrikansk gryta, med de mest populära kombinationerna av ingredienser i samhället.*

*30 ml/2 msk solrosolja eller majsolja*

*3 lökar, fint hackade*

*1 vitlöksklyfta, finhackad*

*1 liten grön chili, frön borttagna och hackade*

*4 tomater, blancherade, skalade och skivade*

*750 g/1½ lb benfritt kycklingbröst, skuret i små tärningar*

*5 ml/1 tsk mjukt mörkt farinsocker*

*10 ml/2 tsk tomatpuré (pasta)*

*7,5–10 ml/1½ –2 tsk salt*

Häll oljan i en form med en diameter på 25 cm/10. Tillsätt lök, vitlök och chili och blanda väl. Koka utan lock i 5 minuter. Lägg resten av ingredienserna på en tallrik och gör ett litet hål i mitten med äggkoppen så att blandningen bildar en ring. Täck med plastfolie (plastfolie) och skär två gånger så att ånga kommer ut. Koka på fullt läge i 14 minuter, vrid på plattan fyra gånger. Låt stå i 5 minuter innan servering.

## *Kinesisk röd kokt kyckling*

Del 4

*En sofistikerad kinesisk gryta, kycklingen har en mahognyfärg när den puttras i såsen. Ät med mycket ris för att absorbera de salta safterna.*

*6 kinesiska torkade svampar*

*8 stora kycklingklubbor, alla 1 kg/2¼ lb*

*1 stor lök, riven*

*60 ml/4 msk inlagd ingefära finhackad*

*75 ml/5 msk söt sherry*

*15 ml/1 msk svart sirap (rörmelass)*

*Rivet skal av 1 mandarin eller annan liknande citrusfrukt*

*50 ml/2 fl oz/3½ koppar sojasås*

Blötlägg svampen i varmt vatten i 30 minuter. Låt rinna av och skär i strimlor. Skär den köttiga delen av trumstickan och arrangera den runt kanten på en form med 25 cm/10 diameter med benänden mot mitten. Täck med plastfolie (plastfolie) och skär två gånger så att ånga kommer ut. Koka på fullt läge i 12 minuter, vrid på plattan tre gånger. Blanda ihop resten av ingredienserna, inklusive svampen, och skeda över kycklingen. Täck som tidigare och koka på Full-läge i 14 minuter. Låt stå i 5 minuter innan servering.

## *Aristokratiska kycklingvingar*

Del 4

*Ett hundraårigt kinesiskt recept, gynnat av eliten och ätit med äggnudlar.*

*8 kinesiska torkade svampar*

*6 salladslökar (lökar), grovt hackade*

*15 ml/1 msk jordnötsolja*

*900 g/2 lb. kycklingvingar*

*225 g/8 oz konserverade skivade bambuskott*

*30 ml/2 msk majsstärkelse (majsstärkelse)*

*45 ml/3 msk kinesiskt risvin eller medium torr sherry*

*60 ml/4 msk sojasås*

*10 ml/2 tsk finhackad färsk ingefära*

Blötlägg svampen i varmt vatten i 30 minuter. Låt rinna av och skär i fyra delar. Lägg löken och oljan i en form med en diameter på 25 cm/10. Koka utan lock i fullt läge i 3 minuter. Rör runt. Lägg upp kycklingvingarna på en tallrik och lämna ett litet hål i mitten. Täck med plastfolie (plastfolie) och skär två gånger så att ånga kommer ut. Koka på fullt läge i 12 minuter, vrid på plattan tre gånger. Hitta. Toppa med bambuskotten och vätska från burken och strö svampen ovanpå. Blanda fint majsmjöl med risvin eller sherry. Tillsätt resten av ingredienserna. Skeda över kyckling och grönsaker. Täck som tidigare och koka på Full-läge i 10-12 minuter tills vätskan bubblar. Låt stå i 5 minuter innan servering.

## Chicken Chow Mein

Del 4

*gurka, skala och skär i tärningar*

*275 g/10 oz/2½ koppar kyld kokt kyckling, skuren i små tärningar*

*450 g/1 lb färska blandade grönsaker för stekning*

*30 ml/2 msk sojasås*

*30 ml/2 msk medium torr sherry*

*5 ml/1 tsk sesamolja*

*2,5 ml/½ tsk salt*

*Kokta kinesiska nudlar, att servera*

Lägg gurkor och kyckling i ett fat på 1,75 liter/3 pt/7½ koppar. Blanda alla resterande ingredienser. Täck med en stor tallrik och koka på Full i 10 minuter. Låt stå i 3 minuter innan servering med kinesiska nudlar.

## *Kycklingkotlett Suey*

Del 4

Förbered för Chicken Chow Mein, men byt ut de kokta nudlarna mot långkornigt ris.

## *Expresskryddad kinesisk kyckling*

Del 3

*Autentisk provsmakning men så snabbt som möjligt. Ät med ris eller nudlar och kinesisk pickles.*

*6 tjocka kycklinglår, ca 750 g/1½ lb totalt*

*125 g/4 oz/1 kopp majskärnor, halvtinade om de är frysta*

*1 salladslök, hackad*

*60 ml/4 matskedar köpt kinesisk krydda*

Lägg kycklingen i en djup skål och tillsätt resten av ingredienserna. Blanda väl. Täck över och kyl i 4 timmar. Vispa. Lägg över till en tallrik med en diameter på 23 cm/9 och lägg kycklingen runt kanterna. Täck med plastfolie (plastfolie) och skär två gånger så att ånga kommer ut. Koka på fullt läge i 16 minuter, vrid på plattan fyra gånger. Låt stå i 5 minuter innan servering.

## *Turki la King*

Del 4

Förbered Chicken la King (ovan), men byt ut kycklingen mot en välstekt kalkon.

## *Chicken la King med ost*

Del 4

Förbered som för Chicken la King (ovan), men efter uppvärmning i 3 minuter, täck med 125 g/4 oz/1 kopp riven röd Leicester-ost. Värm på nytt utan lock på fullt läge i ytterligare 1-1 minuter tills osten smält.

*Chicken la King Shortcakes*

Del 4

Förbered som för Chicken la King. Före servering, skiva 4 vanliga scones eller stora ostscones (kex) och lägg bottnarna på fyra av de uppvärmda tallrikarna. Täck med kycklingblandningen och täck med lock. Ät varmt.

*Koka bantningskycklinglever*

Del 4

*En huvudrätt med låg fetthalt och låg stärkelse som kan ätas med broccoli eller blomkål istället för potatis.*

*15 ml/1 msk olivolja eller solrosolja*

*1 röd paprika, frön borttagna och tunna skivor*

*1 stor morot, tunt skivad*

*1 stor lök, tunt skivad*

*2 stora selleristjälkar, skurna diagonalt i tunna skivor*

*450 g/1 pund kycklinglever, skuren i små bitar*

*10 ml/2 tsk majsstärkelse (majsstärkelse)*

*4 stora tomater, blancherade, skalade och grovt hackade*

*Salt och nymalen svartpeppar*

Häll oljan i en 1,75 liter/3 pt/7½ koppar (nederländsk ugn) gryta. Rör ner de förberedda grönsakerna och koka utan lock på Full-läge i 5 minuter, rör om två gånger. Blanda ner levern i grönsakerna och koka utan lock i 3 minuter, rör om då och då. Rör ner majsstärkelse, tomater och kryddor efter smak. Täck med plastfolie (plastfolie) och skär två gånger så att ånga kommer ut. Koka på fullt läge i 6 minuter, vrid en gång.

## *Slimmers kalkonlevergryta*

Del 4

Förbered som för Slimmers' Chicken Lever Braise, men byt ut kycklinglever mot kalkonlever.

## KYCKLING Tetrazzini

Del 4

*175 g/6 oz/1½ koppar makaroner, kortklippta*

*300 ml/10 fl oz/1 burk tjock grädde av kyckling eller svampsoppa*

*150 ml/¼ pt/2/3 kopp mjölk*

*225 g/8 uns svamp, skivad*

*350 g/12 oz/2 koppar kyld kokt kyckling, tärnad*

*15 ml/1 msk citronsaft*

*50 g/2 oz/¾ kopp flingad mandel (skivad)*

*1,5 ml/¼ tsk mald muskotnöt*

*75 g/3 oz/¾ kopp cheddarost, fint riven*

Koka makaronerna enligt anvisningarna på förpackningen. torkning. Överför soppan till en smord 1,75 liter/3 pt/7½ koppsform. Vispa i mjölk. Värm, utan lock, på Full i 5–6 minuter tills det är varmt och lätt bubblande. Tillsätt makaroner och alla andra ingredienser utom ost. Täck med plastfolie (plastfolie) och skär två gånger så att ånga kommer ut. Koka på fullt läge i 12 minuter, vrid på plattan tre gånger. Öppna och strö över ost. Bryn konventionellt under en het grill (broiler).

## *Kycklinglagergryta och blandade grönsaker*

Del 4

*4 stora potatisar, tunt skivade*

*3 kokta morötter, tunt skivade*

*125 g/4 oz/1 kopp kokta ärtor*

*125 g/4 oz/1 kopp kokt majs*

*4 portioner kyckling, 225 g/8 oz vardera, skal*

*300 ml/10 fl oz/1 burk tung gräddsellerisoppa eller annan valfri smak*

*45 ml/3 msk medium torr sherry*

*30 ml/2 msk enkel kräm (lätt)*

*1,5 ml/¼ tsk riven muskotnöt*

*75 g/3 oz/1¼ koppar cornflakes, grovmalda*

Täck botten av en smörad ugnsform med 25 cm/10 diameter med potatis- och morotsskivorna. Toppa med ärtor och majs och toppa med kyckling. Täck med plastfolie (plastfolie) och skär två gånger så att ånga kommer ut. Koka på fullt läge i 8 minuter, vrid på plattan fyra gånger. Vispa soppan med alla resterande ingredienser utom cornflakes. Skeda över kycklingen. Täck som tidigare och koka på Full-läge i 11 minuter, vrid på plattan två gånger. Låt stå i 5 minuter. Öppna och strö över cornflakes innan servering.

### *Honungskyckling över ris*

Del 4

*25 g/1 oz/2 msk smör eller margarin*

*1 stor lök, hackad*

*6 randiga baconskivor (skivor), hackade*

*75 g/3 oz/1/3 kopp lättlagat långkornigt ris*

*300 ml/½ pt/1¼ kopp varm kycklingfond*

*Nymalen svartpeppar*

*4 benfria kycklingbröst, 175 g/6 oz vardera*

*Finrivet skal och saft av 1 apelsin*

*30 ml/2 msk mörk klar honung*

*5 ml/1 tsk paprika*

*5 ml/1 tsk Worcestershiresås*

Häll smör eller margarin i en form med en diameter på 20 cm/8. Värm, avtäck, slå på Full i 1 minut. Tillsätt lök, bacon, ris, buljong och peppar efter smak. Lägg kycklingen i en ring ovanpå. Vispa ihop apelsinskal och juice, honung, paprika och Worcestershiresås. Skeda hälften över kycklingen. Täck med plastfolie (plastfolie) och skär två gånger så att ånga kommer ut. Koka på fullt läge i 9 minuter, vrid på plattan tre gånger. Hitta. Belägg kycklingen med den återstående honungsblandningen. Koka utan lock i fullt läge i 5 minuter. Låt stå i 3 minuter innan servering.

*Kyckling i vit romsås med lime*

Del 4

*25 g/1 oz/2 msk smör eller margarin*

*10 ml/2 tsk majsolja eller solrosolja*

*1 vårlök, mycket tunt skivad*

*1 vitlöksklyfta, krossad*

*75 g/3 oz/¾ kopp mager skinka, hackad*

*675 g/1½ lb kycklingbröst med ben, skuren i lagom stora bitar*

*3 tomater, blancherade, skalade och grovt hackade*

*30 ml/2 msk vit rom*

*5 cm/2 i limeskalremsor*

*Saft av 1 söt apelsin*

*Salt*

*150 ml/¼ pt/2/3 kopp vanlig yoghurt*

*Vattenkrasse (valfritt)*

Lägg smöret eller margarinet och oljan i en 23 cm/9 gryta (nederländsk ugn). Värm, avtäck, slå på Full i 1 minut. Rör ner purjolök, vitlök och skinka. Koka, utan lock, på fullt läge i 4 minuter, rör om två gånger. Blanda ner i kycklingen. Täck med en tallrik och koka på Full-läge i 7 minuter, vrid på plattan två gånger. Tillsätt alla återstående ingredienser utom yoghurt och vattenkrasse, om du använder. Täck med plastfolie (plastfolie) och skär två gånger så att ånga kommer ut. Koka på fullt läge i 8 minuter, vrid på plattan fyra gånger. Hitta. Blanda yoghurten med lite av vätskan från plattan tills den är slät och krämig, häll den sedan över kycklingen. Värm upp igen, avtäck, sätt på Full i 1½ minut. Kasta limeskalet. Servera beströdd med vattenkrasse, om så önskas.

## *Brandy sås Kyckling med apelsiner*

Del 4

Förbered vit romsås kyckling med lime, men ersätt rom med rom och apelsinskal istället för konjak. Använd 60 ml/4 msk ginger ale istället för apelsinjuice.

*Trumpinnar i grillsås med babypasta*

Del 4

*900 g/2 lb. kycklingklubbor*

*2 lökar, hackade*

*2 stjälkar selleri, hackade*

*30 ml/2 msk fullkornssenap*

*2,5 ml/½ tsk paprika*

*5 ml/1 tsk Worcestershiresås*

*400 g/14 oz/1 stor burk hackade tomater i tomatjuice*

*125 g/4 oz/1 kopp valfri liten pasta*

*7,5 ml/1½ tsk salt*

Ordna trumpinnar, som ekrarna på ett hjul, i en skål med 25 cm/10 diameter, med benändarna mot mitten. Täck med plastfolie (plastfolie) och skär två gånger så att ånga kommer ut. Koka på fullt läge i 8 minuter, vrid på plattan tre gånger. Lägg under tiden grönsakerna i en skål och rör ner resten av ingredienserna. Ta ut kycklingformen från mikrovågsugnen, avtäck och häll kycklingens matlagningsjuice i grönsaksblandningen. Blanda väl. Skeda över trumpinnar. Täck som tidigare och koka på Full-läge i 15 minuter, vrid på plattan tre gånger. Låt stå i 5 minuter innan servering.

## *Kyckling i mexikansk mullvadssås*

Del 4

*4 benfria kycklingbröst, 175 g/6 oz vardera, skalade*

*30 ml/2 matskedar majsolja*

*1 stor lök, finhackad*

*1 grön paprika, frön borttagna och hackade*

*1 vitlöksklyfta, krossad*

*30 ml/2 msk mjöl (all-purpose)*

*3 hela nejlikor*

*1 lagerblad*

*2,5 ml/½ tsk kanelpulver*

*5 ml/1 tsk salt*

*150 ml/¼ pt/2/3 kopp tomatjuice*

*50 g/2 ounce/½ kopp vanlig (halvsöt) choklad, delad i bitar*

*175 g/6 oz/¾ kopp långkornigt ris, kokt*

*15 ml/1 msk vitlökssmör*

Lägg kycklingen på kanten av en form med en diameter på 20 cm/8. Täck med plastfolie (plastfolie) och skär två gånger så att ånga kommer ut. Koka på fullt läge i 6 minuter. Låt stå medan du förbereder såsen. Värm oljan utan lock på en separat platta i fullt läge i 1 minut. Fräs lök, grön chili och vitlök. Koka, utan lock, på fullt läge i 3 minuter, rör om två gånger. Tillsätt mjölet, sedan kryddnejlika, lagerblad, kanel, salt och tomatjuice. Koka utan lock i fullt läge i 4 minuter, rör om varje minut. Ta bort från mikrovågsugnen. Tillsätt choklad och blanda väl. Koka utan lock i fullt läge i 30 sekunder. Öppna kycklingen och täck med varm sås. Täck som tidigare och koka på Full-läge i 8 minuter. Låt stå i 5 minuter. Servera med ris,

## *Kycklingvingar i grillsås med babypasta*

Del 4

Förbered trumpinnar i grillsås med babypasta, men ersätt trumpinnar med kycklingvingarna.

Jambalaya kyckling

Portioner 3-4

*Denna hotfoot från Louisiana är en fantastisk maträtt med ris och kyckling, en släkting till paella.*

*2 benfria kycklingbröst*

*50 g/2 oz/ kopp smör eller margarin*

*2 stora lökar, hackade*

*1 röd paprika, frön borttagna och hackade*

*4 stjälkar selleri, hackade*

*2 vitlöksklyftor, krossade*

*225 g/8 oz/1 kopp lättlagat långkornigt ris*

*400 g/14 oz/1 stor burk hackade tomater i tomatjuice*

*10-15 ml/2-3 tsk salt*

Ordna kycklingen runt kanten på en form med 25 cm/10 diameter. Täck med plastfolie (plastfolie) och skär två gånger så att ånga kommer ut. Koka på full eld i 7 minuter. Låt stå i 2 minuter. Lägg över kycklingen på brädan och skär i tärningar. Häll kycklingens kokvatten i kannan och spara det. Tvätta och torka disken, tillsätt smör och smält det utan lock i Full-läge i 1½ minut. Rör i den reserverade vätskan, kyckling, beredda grönsaker, vitlök, ris och tomater. Korrigera smaken med salt. Täck som tidigare och koka på Full-läge i 20–25 minuter, tills riskornen är torra och har absorberat all fukt. Låt stå i 5 minuter, ta bort med en gaffel och servera omedelbart.

### *Jambalaya Turkiet*

Portioner 3-4

Förbered Jambalaya-kycklingen, men ersätt kycklingen med kalkonbröstet.

*Kyckling med kastanjer*

Del 4

*25 g/1 oz/2 msk smör eller margarin*

*2 stora lökar, skalade och rivna*

*430 g/15 oz/1 stor burk osötad kastanjepuré*

*2,5 ml/½ tsk salt*

*4 skinn- och benfria kycklingbröst, 175 g/6 oz vardera*

*3 tomater, blancherade, skalade och hackade*

*30 ml/2 msk hackad persilja*

*Rödkål och kokt potatis, att servera*

Häll smör eller margarin i en form med en diameter på 20 cm/8. Smält, avtäckt och tina i 1 minut. Blanda i löken. Koka utan lock i fullt läge i 4 minuter. Skeda i kastanjepurén och saltet och blanda väl, blanda väl med löken. Bred ut i ett jämnt lager på tallrikens botten och arrangera kycklingbrösten ovanpå runt kanten på tallriken. Toppa med skivade tomater och strö över persilja. Täck med plastfolie (plastfolie) och skär två gånger så att ånga kommer ut. Koka på fullt läge i 15 minuter, vrid på plattan tre gånger. Låt stå i 4 minuter. Servera med rödkål och potatis.

## *Gumbo kyckling*

Presenter 6

*En korsning mellan en soppa och en gryta, Gumbo är sydländsk komfort och en av Louisianas finaste exportvaror. Basen är okra (lady's finger) och brun roux, med tillsatta grönsaker, kryddor, fond och kyckling.*

*50 g/2 oz/¼ kopp smör*

*50 g/2 ounces/½ kopp vanligt (all-purpose) mjöl*

*900 ml/1½ korn/3¾ koppar het kycklingfond*

*350 g/12 oz okra (lady's fingers), toppar och svansar*

*2 stora lökar, fint hackade*

*2 vitlöksklyftor, krossade*

*2 stora selleristjälkar, tunt skivade*

*1 grön paprika, frön borttagna och hackade*

*15-20 ml/3-4 tsk salt*

*10 ml/2 tsk koriander (koriander)*

*5 ml/1 tsk gurkmeja*

*5-10 ml/1–2 tsk malda kryddor*

*30 ml/2 msk citronsaft*

*2 lagerblad*

*5-10 ml/1–2 tsk chilisås*

*450 g/1 pund/4 koppar kokt kyckling, hackad*

*175 g/6 oz/¾ kopp långkornigt ris, kokt*

Lägg smöret i en 2,5 liter/4½ pt/11 koppar gryta (nederländsk ugn). Värm, avtäck, slå på Full i 2 minuter. Rör ner mjöl. Koka, utan lock, på fullt läge i 7 minuter, rör om varje minut, tills blandningen är ljusbrun, färgen på ett välbakat kex (kaka). Blanda gradvis i den varma fonden. Skiva varje okra i åtta bitar och lägg i grytan med alla övriga ingredienser utom kycklingen och riset. Täck med plastfolie (plastfolie) och skär två gånger så att ånga kommer ut. Koka på full eld i 15 minuter. Rör om kycklingen. Täck som tidigare och koka på full värme i 15 minuter. Låt stå i 5 minuter. Rör runt och häll upp i soppskålen. Lägg till en bit ris till varje.

*Turkiska Gumbo*

Presenter 6

Förbered Gumbo-kycklingen, men ersätt kycklingen med kokt kalkon.

### *Kycklingbröst med brun apelsinbotten*

Del 4

*60 ml/4 msk marmelad (reserv) eller slät marmelad*

*15 ml/1 msk maltvinäger*

*15 ml/1 msk sojasås*

*1 vitlöksklyfta, krossad*

*2,5 ml/½ tsk mald ingefära*

*7,5 ml/1½ tsk majsstärkelse (majsstärkelse)*

*4 benfria kycklingbröst, 200 g/7 oz vardera, skalade*

*Kinesiska nudlar, kokta*

Blanda alla ingredienser utom kyckling och nudlar i en liten skål. Värm, öppna locket, slå på Full i 50 sekunder. Ordna kycklingbrösten runt kanten på en form med en diameter på 20 cm/8. Sked mer än halvfull. Täck med en tallrik och koka på Full-läge i 8 minuter, vrid på plattan två gånger. Vänd på brösten och borsta med resten av huden. Täck som tidigare och koka på Full-läge i ytterligare 8 minuter. Låt stå i 4 minuter och servera sedan med kinesiska nudlar.

### *Krämig pepparsås kyckling*

Presenter 6

*25 g/1 oz/2 msk smör eller margarin*

*1 liten lök, finhackad*

*4 benfria kycklingbröst*

*15 ml/1 msk majsstärkelse (majsstärkelse)*

*30 ml/2 msk kallt vatten*

*15 ml/1 msk tomatpuré (pasta)*

*20–30 ml/4–6 tsk flaska eller konserverade Madagaskar grönpepparkorn*

*150 ml/¼ pt/2/3 kopp gräddfil (sur mjölk)*

*5 ml/1 tsk salt*

*275 g/10 oz/1¼ kopp långkornigt ris, kokt*

Häll smör eller margarin i en form med en diameter på 20 cm/8. Smält utan lock på Full i 45–60 sekunder. Tillsätt lök. Koka utan lock i fullt läge i 2 minuter. Skär kycklingbröstet tvärs över kornet i 2,5 cm/1 i breda strimlor. Blanda väl ner i smöret och löken. Täck med plastfolie (plastfolie) och skär två gånger så att ånga kommer ut. Koka på fullt läge i 6 minuter, vrid på plattan tre gånger. Blanda under tiden majsstärkelsen med kallt vatten tills den är slät. Rör ner alla övriga ingredienser utom ris. Blanda med kycklingen och löken, flytta blandningen till kanten av tallriken och lämna en liten öppning i mitten. Täck som tidigare och koka på Full-läge i 8 minuter, vänd på skålen fyra gånger. Låt stå i 4 minuter. Rör om ordentligt innan servering med ris.

*Kalkon i krämig pepparsås*

Presenter 6

Förbered kyckling i krämig pepparsås, men ersätt kycklingbröst med kalkonbröst.

*vild kyckling*

Del 4

*4 kycklingdelar utan skinn 225 g/8 oz vardera*

*30 ml/2 msk majsolja eller solrosolja*

*175 g/6 oz randigt baconutslag (skivat), hackat*

*1 lök, hackad*

*175 g/6 oz knappsvamp, skivad*

*300 ml/½ pt/1¼ kopp siktade tomater (passata)*

*15 ml/1 matsked brun vinäger*

*15 ml/1 msk citronsaft*

*30 ml/2 matskedar ljust farinsocker*

*5 ml/1 tsk färdig att äta senap*

*30 ml/2 msk Worcestershiresås*

*Hackade korianderblad, till garnering*

Ordna kycklingen på kanten av en 25 cm/10 diameter grytform (nederländsk ugn). Täck med plastfolie (plastfolie) och skär två gånger så att ånga kommer ut. Häll oljan i en separat platta och värm den utan lock i Full-läge i 1 minut. Tillsätt bacon, lök och svamp. Koka utan lock i fullt läge i 5 minuter. Blanda alla resterande ingredienser. Koka kycklingen med täckt tyg på Full i 9 minuter, vänd på tallriken två gånger. Avtäck och täck med grönsaksblandning. Täck som tidigare och koka på Full-läge i 10 minuter, vrid på plattan tre gånger. Låt stå i 5 minuter. Strö över koriander före servering.

## *Kyckling med äpplen och russin*

Del 4

*25 g/1 oz/2 msk smör eller margarin*

*900 g/2 lb kycklingleder*

*2 lökar, hackade*

*3 Cox-äpplen, skalade och hackade*

*30 ml/2 msk russin*

*1 vitlöksklyfta, hackad*

*30 ml/2 msk mjöl (all-purpose)*

*250 ml/8 fl oz/1 kopp shandy*

*2 biffbuljongtärningar*

*2,5 ml/½ tsk torr timjan*

*Salt och nymalen svartpeppar*

*30 ml/2 msk hackad persilja*

Lägg smöret eller margarinet i en gryta med en diameter på 25 cm/10 (nederländsk ugn). Smält, utan lock, i Tina i 1-1 minuter. Lägg till kyckling. Täck med plastfolie (plastfolie) och skär två gånger så att ånga kommer ut. Koka helt i 8 minuter. Öppna och vänd kycklingen. Täck som tidigare och koka på Full-läge i ytterligare 7 minuter. Avtäck och strö över lök, äpplen, russin och vitlök. Blanda mjölet väl med lite av shandyen, blanda sedan i resten av shandyn. Krossa såstärningarna, tillsätt timjan och smaka av. Häll den över kycklingen. Täck som tidigare och koka på full värme i 8 minuter tills vätskan bubblar och tjocknar något. Låt stå i 5 minuter. Öppna och strö över persilja.

## *Kyckling med päron och russin*

Del 4

Ställ dig för kyckling med äpplen och russin, men ersätt päron med äpplen och cider för shandy.

## *Grapefrukt kyckling*

Del 4

*2 stavar selleri*

*30 ml/2 msk smör eller margarin*

*1 stor lök, finriven*

*4 stora kycklingleder, alla 1 kg/2¼ lb, skalade*

*Vanligt (all-purpose) mjöl*

*1 stor rosa grapefrukt*

*150 ml/¼ pt/2/3 koppar vitt eller rosévin*

*30 ml/2 msk tomatpuré (pasta)*

*1,5 ml/¼ tsk torr rosmarin*

*5 ml/1 tsk salt*

Skär sellerin tvärs över kornet i smala strimlor. Häll smör eller margarin i en form med en diameter på 25 cm/10. Smält, utan lock, på Full i 30 sekunder. Blanda löken och sellerin. Koka utan lock i fullt läge i 6 minuter. Strö kycklingen med mjöl och arrangera sedan på kanten av tallriken. Täck med plastfolie (plastfolie) och skär två gånger så att ånga kommer ut. Koka på fullt läge i 10 minuter, vrid på plattan tre gånger. Skala under tiden grapefrukten och dela den i bitar genom att skära mellan hinnorna. Öppna kycklingen och fördela grapefruktsegmenten. Vispa vinet med tomatpuré, rosmarin och salt och häll det sedan över kycklingen. Täck som tidigare och koka på Full-läge i 10 minuter. Låt stå i 5 minuter innan servering.

## *Ungersk kyckling och blandade grönsaker*

Del 4

*25 g/1 oz/2 msk smör eller ister*

*2 stora lökar, hackade*

*1 liten grön paprika*

*3 små chayote (zucchini), tunt skivade*

*450 g/1 pund benfritt kycklingbröst, i tärningar*

*15 ml/1 msk paprika*

*45 ml/3 msk tomatpuré (pasta)*

*150 ml/¼ pt/2/3 kopp gräddfil (sur mjölk)*

*5-7,5 ml/1-1½ tsk salt*

Lägg smöret eller isteret i en 25 cm/10 diameters ugnsform (nederländsk ugn). Värm, utan lock, i Tina i 1-1 minuter. Rör ner löken. Koka utan lock i fullt läge i 3 minuter. Blanda grön paprika, zucchini, kyckling, paprika och tomatpuré. Täck med plastfolie (plastfolie) och skär två gånger så att ånga kommer ut. Koka på fullt läge i 5 minuter, vrid på plattan tre gånger. Hitta. Arbeta gradvis in gräddfil och salt. Täck som tidigare och koka på Full-läge i 8 minuter. Låt stå i 5 minuter, rör sedan om och servera.

## Bourguignonne kyckling

Presenter 6

*Gourmethuvudrätter, mer traditionellt gjorda på nötkött men lättare med kyckling.*

*25 g/1 oz/2 msk smör eller margarin*

*2 lökar, hackade*

*1 vitlöksklyfta, krossad*

*750 g/1½ lb kycklingbröst, tärnad*

*30 ml/2 msk majsstärkelse (majsstärkelse)*

*5 ml/1 tsk kontinental senap*

*2,5 ml/½ tsk torra blandade örter*

*300 ml/½ pt/1¼ kopp vinrött vin*

*225 g/8 oz svamp, tunt skivad*

*5-7,5 ml/1-1½ tsk salt*

*45 ml/3 msk hackad persilja*

Lägg smöret eller margarinet i en gryta med en diameter på 25 cm/10 (nederländsk ugn). Smält, avtäckt och tina i 1 minut. Blanda löken och vitlöken. Täck med en tallrik och koka på Full-läge i 3 minuter. Öppna locket och blanda i kycklingen. Täck med plastfolie (plastfolie) och skär två gånger så att ånga kommer ut. Koka helt i 8 minuter. Blanda maizena och senap med lite vinröd och rör sedan ner resten. Häll den över kycklingen. Strö över svamp och salt. Täck som tidigare och koka på Full i 8–9 minuter, vänd på plattan fyra gånger, tills såsen tjocknar och börjar bubbla. Låt stå i 5 minuter, rör sedan om och strö över persilja innan servering.

## *Fricassee kyckling*

Presenter 6

*En återupplivning av tjugo- och trettiotalets speciella kycklinghuvudrätt, alltid ätit med fluffigt vitt ris med smör och grillade (grillade) köttrullar. Detta kräver en stor mikrovågsugn.*

*1,5 kg/3 lb kycklingleder, skalade*

*1 lök, skuren i 8 klyftor*

*2 stora selleristavar, tjockt skivade*

*1 liten morot, tunt skivad*

*2 tjocka citronskivor*

*1 litet lagerblad*

*2 hela kryddnejlika*

*Persiljekvistar*

*10 ml/2 tsk salt*

*300 ml/½ pt/1¼ kopp varmt vatten*

*150 ml/¼ pt/2/3 koppar enkel kräm (lätt)*

*40 g/1½ oz/3 msk smör eller margarin*

*40 g/1½ oz/1½ msk vanligt mjöl (alltså)*

*Saften av 1 liten citron*

*Salt och nymalen svartpeppar*

Lägg upp kycklingen i en 30 cm/12 diameters ugnsform (nederländsk ugn). Lägg på lök, selleri och morötter på en tallrik med citronklyftor, lagerblad, nejlikor och 1 kvist persilja. Strö över salt och tillsätt vatten. Täck med plastfolie (plastfolie) och skär två gånger så att ånga kommer ut. Koka på fullt läge i 24 minuter, vrid på plattan tre gånger. Höj kycklingen. Ta bort köttet från benet och skär i lagom stora bitar. Sila av vätskan från plattan och reservera 300 ml/pt/1¼ kopp. Blanda i grädde. Lägg smör i en stor grund form. Smält, avtäck, på Full i 1 minut. Rör ner mjölet och blanda sedan gradvis i den varma fonden och gräddblandningen. Koka, utan lock, på fullt läge i 5–6 minuter, rör om varje minut, tills det tjocknat och bubblar. Tillsätt citronsaft, rör ner kycklingen och smaka av. Täck som tidigare och värm på Full-läge i ytterligare 5 minuter, vrid plåten två gånger. Låt stå i 4 minuter innan du garnerar med persiljekvistar och serverar.

*Kyckling Fricassée med vindruvor*

Presenter 6

Förbered som för Chicken Fricassée, men använd endast 150 ml/¼ pt/2/3 kopp reservfond och tillsätt 150 ml/¼ pt/2/3 kopp torrt vitt vin.

*Supreme Chicken*

Presenter 6

Förbered som för Chicken Fricassée. Efter uppvärmning i 5 minuter i slutet och sedan stående, vispa i de 2 äggulorna blandade med ytterligare 15 ml/1 msk grädde. Värmen från blandningen kommer att koka äggulorna.

*Coq Au Vin*

Presenter 6

*50 g/2 oz/ kopp smör eller margarin*

*1,5 kg/3 lb kycklingleder, skalade*

*1 stor lök, finhackad*

*1 vitlöksklyfta, krossad*

*30 ml/2 msk mjöl (all-purpose)*

*300 ml/½ pt/1¼ kopp torrt rött vin*

*1 tärning nötbuljong*

*5 ml/1 tsk salt*

*12 schalottenlök eller picklad lök*

*60 ml/4 msk hackad persilja*

*1,5 ml/¼ tsk torr timjan*

*Kokt potatis och brysselkål, att servera*

Lägg smöret eller margarinet i en gryta med 30 cm/12 diameter (nederländsk ugn). Värm, avtäck, slå på Full i 1 minut. Lägg i kycklingbitarna och vänd en gång så att alla bitar är täckta med smöret men stannar i ett enda lager. Täck med plastfolie (plastfolie) och skär två gånger så att ånga kommer ut. Koka på fullt läge i 15 minuter, vrid på plattan tre gånger. Avtäck och strö kycklingen med schalottenlök och vitlök. Blanda gradvis mjöl med vin, rör om det behövs för att ta bort klumpar. Krossa buljongtärningarna och tillsätt saltet. Häll vinblandningen över kycklingen. Garnera med schalottenlök eller lök och strö över persilja och timjan. Täck som tidigare och koka på Full-läge i 20 minuter, vänd på skålen tre gånger. Låt stå i 6 minuter.

## *Coq au Vin med svamp*

Presenter 6

Förbered för Coq au Vin, men ersätt 125 g/4 oz knappsvampar med schalottenlök eller picklad lök.

## *Coq au Cola*

Presenter 6

Förbered som för Coq au Vin, men ersätt cola mot vin för att göra rätten mer lämplig för barn.

*Trumpinnar med devilled beläggning*

Del 4

*15 ml/1 msk engelsk senapspulver*

*10 ml/2 tsk hett currypulver*

*10 ml/2 tsk paprika*

*1,5 ml/¼ tsk varm cayennepeppar*

*2,5 ml/½ tsk salt*

*1 kg/2¼ lb kycklinglår (cirka 12)*

*45 ml/3 msk vitlökssmör*

Blanda senap, curry, paprika, cayennepeppar och salt. Använd den för att täcka alla sidor av trumpinnar. Ordna i en tallrik med en diameter på 25 cm/10 djup som ekrarna på ett hjul, med benens ändar mot mitten. Smält smöret utan lock i Full-läge i 1 minut. Klä klubborna med smält smör. Täck med plastfolie (plastfolie) och skär två gånger så att ånga kommer ut. Koka på fullt läge i 16 minuter, vrid på plattan två gånger.

## *Cacciatore kyckling*

Presenter 6

*En italiensk maträtt, som översätts till "jakthane".*

*1,5 kg/3 lb kycklingbitar*

*15 ml/1 msk olivolja*

*1 stor lök, finhackad*

*1 vitlöksklyfta, krossad*

*30 ml/2 msk mjöl (all-purpose)*

*5 tomater, blancherade, skalade och hackade*

*150 ml/¼ pt/2/3 kopp varm fond*

*45 ml/3 msk tomatpuré (pasta)*

*15 ml/1 msk brun bordsdressing*

*125 g/4 oz svamp, skivad*

*10 ml/2 tsk salt*

*10 ml/2 tsk mjukt mörkt farinsocker*

*45 ml/3 msk medium torr marsala eller sherry*

*Krämig potatis och blandad sallad, att servera*

Lägg kycklingen i en gryta med 30 cm/12 diameter (nederländsk ugn). Täck med plastfolie (plastfolie) och skär två gånger så att ånga kommer ut. Koka på fullt läge i 15 minuter, vrid på plattan två gånger. Gör under tiden såsen på konventionellt sätt. Häll olja i en kastrull och tillsätt schalottenlök och vitlök. Stek (svits) långsamt tills de är gyllene. Rör ner mjölet och tillsätt sedan tomater, fond, puré och chokladsås. Koka, rör om, tills såsen kokar och tjocknar. Rör om alla resterande ingredienser och häll över kycklingen. Täck som tidigare och koka på Full-läge i 20 minuter, vänd på skålen tre gånger. Låt stå i 5 minuter. Servera med gräddpotatis och blandad sallad.

### *Chasseur kyckling*

Presenter 6

Förbered som för Chicken Cacciatore, men ersätt det torra vita vinet med marsala eller sherry.

### *marengo kyckling*

Presenter 6

*Uppfanns omkring 1800 av Napoleon Bonapartes personliga kock på slagfältet efter det österrikiska nederlaget i slaget vid Marengo, nära Verona i norra Italien.*

Förbered som för Chicken Cacciatore, men använd endast 50 g/2 uns svamp och ersätt marsala eller sherry med torrt vitt vin. Tillsätt 12–16 små svarta oliver (urkärnade) och 60 ml/4 msk hackad persilja medan du blandar de återstående ingredienserna.

## *Sesam kyckling*

Del 4

*50 g/2 oz/¼ kopp smör eller margarin, mjukat*
*15 ml/1 msk ljus senap*
*5 ml/1 tsk vitlökspuré (pasta)*
*5 ml/1 tsk tomatpuré (pasta)*
*90 ml/6 msk sesamfrön, lätt rostade*
*4 portioner kyckling, 225 g/8 oz vardera, skal*

Vispa smör eller margarin med senap och vitlök och tomatpuré. Rör ner sesamfröna. Fördela blandningen jämnt över kycklingen. Lägg i en form med en diameter på 25 cm/10, lämna ett hål i mitten. Koka på fullt läge i 16 minuter, vrid på plattan fyra gånger. Låt stå i 5 minuter innan servering.

## *Statskapten*

Presenter 6

*En lätt östindisk kycklingcurry, förd till södra delstaterna i Nordamerika för länge sedan av en sjökapten som rest mycket. Det har blivit något av en orientalisk standby i USA.*

*50 g/2 oz/ kopp smör eller margarin*

*2 lökar, hackade*

*1 stjälk selleri, hackad*

*1,5 kg/3 lb kycklingleder, skalade*

*15 ml/1 msk mjöl (all-purpose)*

*15 ml/1 msk lätt currypulver*

*60 ml/4 msk mandel, blancherad, skalad, halverad och lätt rostad*

*1 liten grön paprika, frön borttagna och finhackade*

*45 ml/3 msk sultanor (gyllene russin)*

*10 ml/2 tsk salt*

*400 g/14 oz/1 stor burk hackade tomater*

*5 ml/1 tsk socker*

*275 g/10 oz/1¼ kopp långkornigt ris, kokt*

Lägg smöret eller margarinet i en gryta med 30 cm/12 diameter (nederländsk ugn). Värm, avtäck, slå på Full i 1 minut. Tillsätt purjolök och selleri och rör om väl. Koka, utan lock, på fullt läge i 3 minuter, rör om två gånger. Lägg i kycklinglederna och rör ner smör- och grönsaksblandningen tills den är väl täckt. Strö över mjöl, curry, mandel, peppar och sultan. Täck med plastfolie (plastfolie) och skär två gånger så att ånga kommer ut. Koka helt i 8 minuter. Blanda salt med tomater och socker. Öppna kycklingen och ös upp tomaterna över den. Täck som tidigare och koka på Full-läge i 21 minuter, vänd på skålen två gånger. Låt stå i 5 minuter innan servering med ris.

## *Kyckling i tomat- och kaprissås*

Presenter 6

*6 kycklingbitar, 225 g/8 oz vardera, skalade*

*Vanligt (all-purpose) mjöl*

*50 g/2 oz/ kopp smör eller margarin*

*3 skivor (skivor) bacon, hackade*

*2 stora lökar, hackade*

*2 vitlöksklyftor, krossade*

*15 ml/1 msk kapris, hackad*

*400 g/14 oz/1 stor burk hackade tomater*

*15 ml/1 msk mörkt mjukt farinsocker*

*5 ml/1 tsk torrblandade örter*

*15 ml/1 msk tomatpuré (pasta)*

*15 ml/1 msk hackade basilikablad*

*15 ml/1 msk hackad persilja*

Pudra kycklingfogarna med mjöl. Lägg smöret eller margarinet i en gryta med 30 cm/12 diameter (nederländsk ugn). Värm, avtäck, slå på Full i 2 minuter. Tillsätt bacon, lök, kryddnejlika och kapris. Koka, utan lock, på fullt läge i 4 minuter, rör om två gånger. Tillsätt kycklingen och rör om tills den är väl blandad med smör- eller margarinblandningen. Täck med plastfolie (plastfolie) och skär två gånger så att ånga kommer ut. Koka på fullt läge i 12 minuter, vrid på plattan tre gånger. Avtäck och tillsätt resten av ingredienserna, blanda väl. Täck som tidigare och koka på Full-läge i 18 minuter. Låt stå i 6 minuter innan servering.

## Kyckling paprika

Del 4

*Uttalad paprikash, denna kycklingfantasi är en släkting till gulas eller gulasch, en av Ungerns mest kända rätter.*

*1,5 kg/3 lb kycklingbitar*

*1 stor lök, hackad*

*1 grön paprika, frön borttagna och hackade*

*1 vitlöksklyfta, krossad*

*30 ml/2 msk majsolja eller smält ister*

*45 ml/3 msk mjöl (all-purpose)*

*15 ml/1 msk paprika*

*300 ml/½ pt/1¼ kopp varm kycklingfond*

*30 ml/2 msk tomatpuré (pasta)*

*5 ml/1 tsk mjukt mörkt farinsocker*

*2,5 ml/½ tsk spiskummin*

*5 ml/1 tsk salt*

*150 ml/5 fl oz/2/3 kopp crème fraîche*

*Forma liten pasta, kokt*

Lägg kycklingbitarna i en gryta med 30 cm/12 diameter (nederländsk ugn). Täck med plastfolie (plastfolie) och skär två gånger så att ånga kommer ut. Koka på fullt läge i 15 minuter, vrid på plattan två gånger. Gör under tiden såsen på konventionellt sätt. Lägg schalottenlök, paprika, vitlök och olja i en kastrull (panna) och fräs (svits) långsamt tills grönsakerna är mjuka men inte fått färg. Tillsätt mjöl och paprika och blanda sedan gradvis i fonden. Koka tills det kokar, rör om. Tillsätt övriga ingredienser förutom crème fraichen och pastan. Avtäck kycklingen och ringla över såsen, arbeta upp några av juicerna som redan finns på tallriken. Strö över en klick crème fraîche. Täck som tidigare och koka på Full-läge i 20 minuter, vänd på skålen tre gånger. Servera med liten pasta.

## *Shades-of-the-East Chicken*

Portioner 6–8

*Indiska och indonesiska influenser och smaker möts i detta fantastiska kungliga kycklingrecept.*

*15 ml/1 msk jordnötsolja*

*3 medelstora lökar, hackade*

*2 vitlöksklyftor, krossade*

*900 g/2 lb benfritt kycklingbröst, skalat och tunt skivat*

*15 ml/1 msk majsstärkelse (majsstärkelse)*

*60 ml/4 msk knaprigt jordnötssmör*

*150 ml/¼ pt/2/3 koppar vatten*

*7,5 ml/1½ tsk salt*

*10 ml/2 tsk ljus currypasta*

*2,5 ml/½ tsk koriander (koriander)*

*2,5 ml/½ tsk mald ingefära*

*Frön av 5 kardemummaskidor*

*60 ml/4 msk saltade jordnötter, grovt hackade*

*2 tomater, skurna i klyftor*

Hetta upp oljan i en 25 cm/10 diameter ugnsform (nederländsk ugn), utan lock, på Full i 1 minut. Tillsätt löken och vitlöken och koka utan lock i fullt läge i 3 minuter, rör om två gånger. Blanda i kycklingen och koka utan lock på Full i 3 minuter, rör om med en gaffel varje minut för att separera. Strö över majsstärkelse. Arbeta alla övriga ingredienser utom bönor och tomater. Täck med plastfolie (plastfolie) och skär två gånger så att ånga kommer ut. Koka på fullt läge i 19 minuter, vrid på plattan fyra gånger. Låt stå i 5 minuter. Blanda väl och garnera med jordnötter och skivade tomater innan servering.

## *Friterat ris*

Presenter 6

*holländsk-indonesisk mat.*

*175 g/6 oz/¾ kopp lättlagat långkornigt ris*

*50 g/2 oz/ kopp smör eller margarin*

*2 lökar, hackade*

*2 vårlökar, endast den vita delen, mycket tunt skivad*

*1 grön chili, frön borttagna och hackade (valfritt)*

*350 g/12 oz/3 koppar kyld kokt kyckling, grovt hackad*

*30 ml/2 msk sojasås*

*1 klassisk omelett, skivad*

*1 stor tomat, skuren i klyftor*

Koka ris enligt anvisningarna på förpackningen. Låt det svalna. Lägg smöret eller margarinet i en gryta med en diameter på 25 cm/10 (nederländsk ugn). Värm, avtäck, slå på Full i 1 minut. Rör ner lök, gräslök och chili, om du använder. Koka utan lock i fullt läge i 4 minuter. Blanda ris, kyckling och soja. Täck med en tallrik och koka på Full-läge i 6–7 minuter, rör om tre gånger, tills det är varmt. Garnera med ett kors och tvärs mönster av omelettbitar och tomatskivor.

*Ugnsbakad kalkon*

PRESENTERA 6

*1 kalkon, storlek efter behov (tillåt 350 g/12 oz) råvikt per person)*

*Baste*

Täck vingspetsarna och tårna med folie. Lägg kalkonen, med bröstsidan nedåt, i ett fat som är tillräckligt stort för att bekvämt hålla fågeln. Oroa dig inte om kroppen dyker upp över fälgen. Täck med plastfolie (plastfolie) och punktera 4 gånger. Koka på Full i 4 minuter per 450 g/1 lb. Ta ut ur ugnen och vänd försiktigt på fågeln så att kycklingbröstet ligger på toppen. Pensla tjockt med tråcklingen, använd en fettbaserad om fågeln är vanlig och en mager om kalkonen tråcklar sig själv. Täck som tidigare och koka på Full i ytterligare 4 minuter per 450 g/1 lb. Överför till en skiva och täck med folie. Låt sitta i 15 minuter och skär sedan.

*turkisk spanska*

Del 4

*30 ml/2 msk olivolja*

*4 benfria kalkonbröstbitar, 175 g/6 oz vardera*

*1 lök, hackad*

*12 oliver, hackade*

*2 hårdkokta ägg (sidorna 98–9), skalade och hackade*

*30 ml/2 msk hackad gurka (cornichons)*

*2 tomater, tunt skivade*

Värm oljan i en 20 cm/8 djup form, utan lock, på Full-läge i 1 minut. Tillsätt kalkonen och häll i oljan ordentligt för att täcka båda sidorna ordentligt. Kombinera lök, oliver, ägg och cornichoner och skeda jämnt över kalkonen. Garnera med tomatskivor. Täck med plastfolie (plastfolie) och skär två gånger så att ånga kommer ut. Koka på fullt läge i 15 minuter, vrid på plattan fem gånger. Låt stå i 5 minuter innan servering.

Del 4

För tacos:

*450 g/1 lb/4 koppar hackad kalkon*

*1 liten lök, hackad*

*2 vitlöksklyftor, krossade*

*5 ml/1 tsk spiskummin, mal om du vill*

*2,5–5 ml/½–l tsk chilipulver*

*30 ml/2 msk hackade koriander (koriander) blad*

*5 ml/1 tsk salt*

*60 ml/4 msk vatten*

*4 stora tortillas köpta*

*riven sallad*

Till avokadogarneringen:

*1 stor mogen avokado*

*15–20 ml/3–4 tsk köpt varm salsa*

*Saften av 1 lime*

*Salt*

*60 ml/4 msk gräddfil (syrmjölk)*

För att göra tacos, täck botten av en tallrik med en diameter på 20 cm/8 med kalkonen. Täck med en tallrik och koka på Full-läge i 6 minuter. Mosa köttkornen med en gaffel. Rör ner alla övriga ingredienser utom tortillas och sallad. Täck med plastfolie (plastfolie) och skär två gånger så att ånga kommer ut. Koka på fullt läge i 8 minuter, vrid på plattan fyra gånger. Låt stå i 4 minuter. Blanda väl. Stapla lika delar av kalkonblandningen på tortillan, tillsätt lite sallad och rulla ihop den. Lägg över på en tallrik och håll varmt.

För att göra avokadosås, halvera avokadon, ta ut köttet och mosa det fint. Rör ner salsan, limejuice och salt. Överför tacos till fyra uppvärmda tallrikar, toppa var och en med avokadoblandning och 15 ml/1 msk gräddfil. Ät direkt.

## *Pannkaka tacos*

Del 4

Förbered som turkiska tacos, men ersätt de köpta tortillorna med fyra stora hemgjorda pannkakor.

## *Turkiskt bröd*

Del 4

*450 g/1 pund rå hackad kalkon (malen)*

*1 vitlöksklyfta, krossad*

*30 ml/2 msk mjöl (all-purpose)*

*2 stora ägg, skaka av*

*10 ml/2 tsk salt*

*10 ml/2 tsk torr timjan*

*5 ml/1 tsk Worcestershiresås*

*20 ml/4 tsk muskotpulver*

*Potatisjacka*

*kokt blomkål*

*ostsås*

Blanda kalkon, vitlök, mjöl, ägg, salt, timjan, Worcestershiresås och muskotnöt. Forma med våta händer till 15 cm/6 bröd. Överför till en djup tallrik, täck med plastfolie (plastfolie) och skär två gånger så att ånga kommer ut. Koka på fullt läge i 9 minuter. Låt stå i 5 minuter. Skär i fjärdedelar och servera med jacketpotatis och blomkål, täckt med ostsås och brynt på konventionellt sätt under grillen (broiler).

## *Anglo-Madras turkisk curry*

Del 4

*Ett användbart recept för att använda överbliven julkalkon.*

*30 ml/2 msk majsolja eller solrosolja*

*1 stor lök, mycket tunt skivad*

*1 vitlöksklyfta, krossad*

*30 ml/2 msk russin*

*30 ml/2 msk torr kokos (riven)*

*25 ml/1½ msk mjöl (all-purpose)*

*20 ml/4 tsk hett currypulver*

*300 ml/½ pt/1¼ kopp kokande vatten*

*30 ml/2 msk enkel kräm (lätt)*

*2,5 ml/½ tsk salt*

*Citron juice*

*350 g/12 oz/3 koppar kallkokt kalkon, tärnad*

*Indiskt bröd, blandad sallad och chutney, att servera*

Häll oljan i en 1,5 liter/2½ pt/6 koppar skål med schalottenlök, vitlök, russin och kokos. Blanda väl. Koka utan lock i fullt läge i 3 minuter. Blanda mjöl, curry, vatten, grädde, salt, citronsaft och kalkon. Täck med en tallrik och koka på Full-läge i 6–7 minuter, rör om två gånger, tills curryn tjocknat och bubblar. Låt stå i 3 minuter. Blanda väl och servera med indiskt bröd, sallad och chutney.

### *Fruktig turkisk curry*

Del 4

*30 ml/2 msk smör eller margarin*

*10 ml/2 tsk olivolja*

*2 lökar, hackade*

*15 ml/1 msk lätt currypulver*

*30 ml/2 msk mjöl (all-purpose)*

*150 ml/¼ pt/2/3 koppar enkel kräm (lätt)*

*90 ml/6 msk vanlig grekisk yoghurt*

*1 vitlöksklyfta, krossad*

*30 ml/2 msk tomatpuré (pasta)*

*5 ml/1 tsk garam masala*

*5 ml/1 tsk salt*

*Saften av 1 liten lime*

*4 åt (efterrätt) äpplen, skalade, urkärnade, delade i fjärdedelar och tunt skivade*

*30 ml/2 msk valfri fruktchutney*

*450 g/1 pund/4 koppar kallkokt kalkon, tärnad*

Lägg smöret eller margarinet och oljan i en plåt med diametern 25 cm/10 (nederländsk ugn). Värm, avtäck, slå på Full i 1 minut. Blanda i löken. Koka, utan lock, på fullt läge i 3 minuter, rör om två gånger. Tillsätt currypulver, mjöl, grädde och yoghurt. Koka utan lock i fullt läge i 2 minuter. Tillsätt alla resterande ingredienser. Täck med en tallrik och koka på Full-läge i 12–14 minuter, rör om var 5:e minut, tills det är varmt.

## Bröd- och smörkalkonpaj

Del 4

*75 g/3 oz/3/8 kopp smör eller margarin*

*60 ml/4 msk riven parmesanost*

*2,5 ml/½ tsk torr timjan*

*1,5 ml/¼ tsk torr salvia*

*5 ml/1 tsk rivet citronskal*

*4 stora skivor vitt eller brunt bröd*

*1 lök, hackad*

*50 g/2 oz svamp, skivad*

*45 ml/3 msk mjöl (all-purpose)*

*300 ml/½ pt/1¼ kopp varm kycklingfond*

*15 ml/1 msk citronsaft*

*45 ml/3 msk enkel kräm (lätt)*

*225 g/8 oz/2 koppar kyld kokt kyckling, tärnad*

*Salt och nymalen svartpeppar*

Grädde hälften av smöret eller margarinet med ost, timjan, salvia och citronskal. Bred på bröd och skär sedan varje skiva i fyra trianglar. Häll resterande smör eller margarin i en 20 cm/8 diameter plåt. Värm, avtäck, slå på Full i 1 minut. Tillsätt lök och svamp. Koka, utan lock, på fullt läge i 3 minuter, rör om två gånger. Blanda i mjölet och blanda sedan gradvis i buljong, citronsaft och grädde. Tillsätt kycklingen och smaka av. Täck med en plåt och värm på Full i 8 minuter, rör om tre gånger, tills det är varmt. Ta bort från mikrovågsugnen. Toppa med smörade och brynta brödtrianglar under varm grill (broiler).

*Kalkon och risgryta med fyllning*

Portion 4-5

*225 g/8 oz/1 kopp lättlagat långkornigt ris*

*300 ml/10 fl oz/1 burk gräddsvampsoppa*

*300 ml/½ pt/1 ¼ kopp kokande vatten*

*225 g/8 oz/2 koppar majs (majs)*

*50 g/2 ounce/½ kopp hackade osaltade nötter*

*175 g/6 oz/1½ koppar kokt kalkon, tärnad*

*50 g/2 oz kyld fyllning, tärnad*

*Coleslaw, att servera*

Lägg alla ingredienser utom fyllningen i ett fat på 1,75 liter/3 pt/7½ kopp. Blanda noggrant. Täck med plastfolie (plastfolie) och skär två gånger så att ånga kommer ut. Koka på full eld i 25 minuter. Öppna locket och rör om med en gaffel för att fluffa riset. Toppa med kyld fyllning. Täck med en tallrik och koka på fullt läge i 2 minuter. Låt stå i 4 minuter. Rör om igen och ät med coleslaw.

## *Kalkonbröst med apelsinglasyr*

Portioner 4–6

*För små familjer som vill ha en festmåltid med minimalt matsvinn.*

*40 g/1½ oz/3 msk smör*

*15 ml/1 matsked tomatsås (catsup)*

*10 ml/2 tsk svart sirap (rörmelass)*

*5 ml/1 tsk paprika*

*5 ml/1 tsk Worcestershiresås*

*Finrivet skal av 1 satsuma eller clementin*

*En nypa mald kryddnejlika*

*1,5 ml/¼ tsk mald kanel*

*1 helt kalkonbröst, ca 1 kg/2¼ lb*

Blanda alla ingredienser noga utom kalkonen i en tallrik. Värm, utan lock, i Tina i 1 minut. Lägg kalkonbröst i en form med en diameter på 25 cm/10 (nederländsk ugn) och pensla med hälften av skinnet. Täck med plastfolie (plastfolie) och skär två gånger så att ånga kommer ut. Koka på full eld i 10 minuter. Vänd på kalkonbröstet och pensla med resten av skalet. Täck som tidigare och koka på Full-läge i ytterligare 10 minuter, vänd på skålen tre gånger. Låt stå i 7-10 minuter innan du skär.

## *Sötsyrlig anka*

Del 4

*1 anka, ca 2,25 kg/5 lb, tvättad och torkad*

*45 ml/3 msk mangochutney*

*Böngroddar*

*175 g/6 oz/¾ kopp brunt ris, kokt*

Lägg ankan upp och ner på ett tefat upp och ner i en 25 cm/10 diameters ugnsform (nederländsk ugn). Täck med plastfolie (plastfolie) och skär två gånger så att ånga kommer ut. Koka på full eld i 20 minuter. Avtäck och häll försiktigt på fett och juice. Vänd på ankan och pensla bröstet med chutneyn. Täck som tidigare och koka på Full-läge i ytterligare 20 minuter. Skär i fjärdedelar och servera med böngroddar och ris.

*Kantonesisk anka*

Del 4

*45 ml/3 msk fin aprikossylt (förvara)*

*30 ml/2 msk kinesiskt risvin*

*10 ml/2 tsk ljus senap*

*5 ml/1 tsk citronsaft*

*10 ml/2 tsk sojasås*

*1 anka, ca 2,25 kg/5 lb, tvättad och torkad*

Lägg aprikossylt, risvin, senap, citronsaft och soja i en liten skål. Värm på full värme i 1-1 minuter, rör om två gånger. Lägg ankan upp och ner på ett tefat upp och ner i en 25 cm/10 diameters ugnsform (nederländsk ugn). Täck med plastfolie (plastfolie) och skär två gånger så att ånga kommer ut. Koka på full eld i 20 minuter. Avtäck och häll försiktigt på fett och juice. Vänd på ankan och pensla brösten med aprikosskalen. Täck som tidigare och koka på Full-läge i 20 minuter. Skär i fyra bitar och servera.

### *Anka med apelsinsås*

Del 4

*Högklassig lyx, lätt att tillaga i mikrovågsugn på väldigt kort tid. Garnera med vattenkrasse och färska apelsinskivor till festdekoration.*

*1 anka, ca 2,25 kg/5 lb, tvättad och torkad*

Till såsen:

*Finrivet skal av 1 stor apelsin*

*Juice 2 apelsiner*

*30 ml/2 msk finriven citronmarmelad*

*15 ml/1 msk röda vinbärsagar (klar konservering)*

*30 ml/2 msk apelsinlikör*

*5 ml/1 tsk sojasås*

*10 ml/2 tsk majsstärkelse (majsstärkelse)*

Lägg ankan upp och ner på ett tefat upp och ner i en 25 cm/10 diameters ugnsform (nederländsk ugn). Täck med plastfolie (plastfolie) och skär två gånger så att ånga kommer ut. Koka på full eld i 20 minuter. Avtäck och häll försiktigt på fett och juice. Vänd på ankan. Täck som tidigare och koka på Full-läge i 20 minuter. Skär i fjärdedelar, lägg över på ett serveringsfat och håll varmt. Skumma fett från matlagningsjuicer.

För att göra såsen, lägg alla ingredienser utom majsstärkelsen i en måttbägare. Tillsätt skummad matlagningsjuice. Fyll upp till 300 ml/pt/1¼ kopp med varmt vatten. Blanda majsstärkelse till en tunn pasta med några skedar kallt vatten. Tillsätt till kanna och blanda väl.

Koka utan lock i fullt läge i 4 minuter, rör om tre gånger. Häll över ankan och servera genast.

*Anka i fransk stil*

Del 4

*1 anka, ca 2,25 kg/5 lb, tvättad och torkad*

*12 plommon stenade (urkärnade)*

*1 stjälk selleri, finhackad*

*2 vitlöksklyftor, krossade*

Till såsen:

*300 ml/½ pt/1¼ kopp torkad fruktjuice*

*5 ml/1 tsk salt*

*10 ml/2 tsk tomatpuré (pasta)*

*30 ml/2 msk creme fraîche*

*15 ml/1 msk majsstärkelse (majsstärkelse)*

*Kokt tagliatelle, att servera*

Lägg ankan upp och ner på ett tefat upp och ner i en 25 cm/10 diameters ugnsform (nederländsk ugn). Strö ut katrinplommon, selleri och vitlök runt ankan. Täck formen med plastfolie (plastfolie) och skär den två gånger för att låta ångan komma ut. Koka på full eld i 20 minuter. Öppna och häll försiktigt och spara fettet och safterna. Vänd på ankan. Täck som tidigare och koka på Full-läge i 20 minuter. Skär i fjärdedelar, lägg över på ett serveringsfat och håll varmt. Skumma fett från matlagningsjuicer.

För att göra såsen, lägg cidern i en måttbägare. Vispa i salt, tomatpuré, crème fraîche, skummad matlagningsjuice och majsstärkelse. Koka utan lock på fullt läge i 4-5 minuter tills det tjocknat och bubblar, rör om varje minut. Häll över ankan och katrinplommonen och komplettera med tagliatellen.

Placera fogen med skinnsidan uppåt på en speciell mikrovågsunderlägg på ett stort fat. Täck med en bit plastfolie (plastfolie). För varje 450 g/1 lb, tillåt följande tillagningstider:

- Fläsk - 9 minuter
- Skinka – 9 minuter
- Lamm – 9 minuter
- Nötkött – 6–8 minuter

Vänd skålen var 5:e minut för att tillaga jämn, skydda händerna med ugnsvantar. Låt vila 5–6 minuter mitt under gräddningstiden. I slutet av tillagningen, överför fogarna till en skärbräda och täck med dubbel plåt av folie. Låt vila 5-8 minuter, beroende på storlek, innan du skär.

*Sötsyrligt fläsk med apelsin och lime*

Del 4

*4 fläskkotletter, 175 g/6 oz vardera, putsade*

*60 ml/4 matskedar tomatsås (catsup)*

*15 ml/1 msk teriyakisås*

*20 ml/4 tsk maltvinäger*

*5 ml/1 tsk finrivet limeskal*

*Saft av 1 apelsin*

*1 vitlöksklyfta, krossad (valfritt)*

*350 g/12 oz/1½ kopp brunt ris, kokt*

Lägg kotletterna i en 25 cm/10 djup form. Vispa ihop alla övriga ingredienser utom ris och sked över köttet. Täck med plastfolie (plastfolie) och skär två gånger så att ånga kommer ut. Koka på fullt läge i 12 minuter, vrid på plattan fyra gånger. Låt stå i 5 minuter innan servering med brunt ris.

## *Köttfärs*

Serverar 8–10

*Den beprövade och pålitliga mångsidiga familjeterrinen. Den är utmärkt serverad varm, skivad med sås eller portugisisk sås eller lanttomatsås och tillsammans med krämig potatis eller makaronost och diverse grönsaker. Eller ät den kall med en rik majonnäs eller salladsdressing och sallad. För smörgåsar, skiva tunt och använd som fyllning med sallad, hackad gräslök (lökarlök) och tomater, eller, serverad med små gurkor (cornichons) och gårdsbröd, har den förutsättningarna för en klassisk förrätt i fransk stil.*

*125 g/4¾ oz/3½ skivor vitt bröd med lätt textur*

*450 g/1 pund magert nötfärs*

*450 g/1 lb/4 koppar hackad kalkon (malen)*

*10 ml/2 tsk salt*

*3 vitlöksklyftor, krossade*

*4 stora ägg, skaka av*

*10 ml/2 tsk Worcestershiresås*

*10 ml/2 tsk sojasås*

*10 ml/2 tsk hemgjord senap*

Smörj lätt en 23 cm/9 form med diameter. Krossa brödet i en matberedare. Tillsätt alla resterande ingredienser och mal maskinen tills blandningen precis är blandad. (Undvik överblandning eftersom biffarna blir tunga och täta.) Bred ut på förberedda plåtar. Skjut babysyltburken (reserverad) eller äggkoppen med rak sida uppåt i mitten så att köttblandningen bildar en ring. Täck med plastfolie (plastfolie) och skär två gånger så att ånga kommer ut. Koka på fullt läge i 18 minuter, vrid på plattan två gånger. Brödet kommer att krympa från sidan av tallriken. Låt stå i 5 minuter om den serveras varm.

### *Turkiet och korvterrin*

Serverar 8–10

Förbered som för köttfärslimpan, men ersätt 450 g nötfärs eller fläskkorv med nötfärs. Koka på fullt läge i 18 minuter istället för 20 minuter.

### *Fläskkotletter med zippy dressing*

Del 4

*4 fläskkotletter, 175 g/6 oz vardera, putsade*

*30 ml/2 msk smör eller margarin*

*5 ml/1 tsk paprika*

*5 ml/1 tsk sojasås*

*5 ml/1 tsk Worcestershiresås*

Lägg kotletterna i en 25 cm/10 djup form. Smält smör eller margarin i Tina i 1 minut. Vispa resterande ingredienser och häll över köttet. Täck med plastfolie (plastfolie) och skär två gånger så att ånga kommer ut. Koka på fullt läge i 9 minuter, vrid på plattan fyra gånger. Låt stå i 4 minuter.

## *Hawaiian griskött och ananas gryta*

Presenter 6

*Delikatess, ömhet och stor smak kännetecknar detta kött- och fruktrecept från den tropiska ön Hawaii.*

*15 ml/1 msk jordnötsolja*

*1 lök, finhackad*

*2 vitlöksklyftor, krossade*

*900 g/2 lb fläskfilé, tärnad*

*15 ml/1 msk majsstärkelse (majsstärkelse)*

*400 g/14 oz/3½ koppar konserverad ananas krossad i naturlig juice*

*45 ml/3 msk sojasås*

*5 ml//1 tsk mald ingefära*

*Nymalen svartpeppar*

Pensla olja över botten och sidorna av en form med en diameter på 23 cm/9. Tillsätt schalottenlök och vitlök och koka utan lock på Full i 3 minuter. Tillsätt fläsk, majsmjöl, ananas och juice, sojasås och ingefära. Krydda med peppar efter smak. Lägg i en ring runt insidan av fatet, lämna ett litet hål i mitten. Täck med plastfolie (plastfolie) och skär två gånger så att ånga kommer ut. Koka på fullt läge i 16 minuter, vrid på plattan fyra gånger. Låt stå i 5 minuter och rör sedan om innan servering.

*Hawaiiansk gammon- och ananasgryta*

Presenter 6

Förbered som för Hawaiian Pork and Ananas Casserole, men ersätt lätta, orökta gammonkuber med fläsket.

# *Gammons dag*

Serverar 10–12

*Perfekt för en jul- eller nyårsbuffé, mikrovågsugn gammon är fuktig och läcker och vackert snidad. Detta är den maximala storleken för tillfredsställande resultat.*

*Gammon led, maxvikt 2,5 kg/5½ lb*

*50 g/2 oz/1 kopp brynt ströbröd*

*Hela kryddnejlika*

Den första leden kokas konventionellt för att minska sältan. Lägg gammon i en stor kastrull, täck med kallt vatten, koka upp och låt rinna av. Upprepa. Väg de dränerade fogarna och tillåt 8 minuters full tillagningstid per 450 g/1 lb. Placera skarven direkt på glasbrickan i mikrovågsugnen eller placera den på en stor, grund tallrik. Om det är en smal ände, linda in den i folie för att förhindra att den överkokar. Täck gammonen med hushållspapper och koka i halva tillagningstiden. Låt den stå i mikron i 30 minuter. Ta bort folien, om du använder, vänd skarven upp och ner och täck med hushållspapper. Avsluta tillagningen och låt stå i ytterligare 30 minuter. Flytta till ombord. Dra av skalet, slip fettet till diamanter och strö sedan över smulorna. Stud varje diamant med en kryddnejlika.

*Gala Gammon Shiny*

Serverar 10–12

*Gammon led, maxvikt 2,5 kg/5½ lb*

*50 g/2 oz/1 kopp brynt ströbröd*

*Hela kryddnejlika*

*60 ml/4 msk demerara socker*

*10 ml/2 tsk senapspulver*

*60 ml/4 msk smör eller margarin, smält*

*5 ml/1 tsk Worcestershiresås*

*30 ml/2 msk vit druvjuice*

*Cocktail körsbär*

Gör dig redo för den festliga Gammon, men stick varje diamant växelvis med kryddnejlika. För att göra glasyren, kombinera socker, senap, smör eller margarin, Worcestershiresås och druvjuice. Lägg över gammon i en ugnsform och täck fettet med glasyren. Koka sammanfogningen konventionellt vid 190°C/375°F/gasmarkering 5 i 25–30 minuter, tills fettet är gyllenbrunt. Sätt i det kvarvarande diamantfettet med en cocktailkörsbär på en cocktailpinne (tandpetare).

## *Paella med spansk salami*

Presenter 6

Förbered som för Paella, men byt ut kycklingen mot grovhackad rökt nötkött.

## *Svenska köttbullar*

Del 4

*Känd som kottbullar är den en av Sveriges nationalrätter, där den serveras med kokt potatis, tranbärssås, skysås och en blandad sallad.*

*75 g/3 oz/1½ koppar färskt vitt ströbröd*

*1 lök, finhackad*

*225 g/8 oz/2 koppar magert malet fläsk*

*225 g/8 oz/2 koppar nötfärs*

*1 stort ägg*

*2,5 ml/½ tsk salt*

*175 ml/6 fl oz/1 liten burk evaporerad mjölk*

*2,5 ml/½ tsk malda kryddor*

*25 g/1 oz/2 msk margarin*

Blanda alla ingredienser väl utom margarin. Forma till 12 lika stora bollar. Värm en stekplåt i mikrovågsugn enligt instruktionerna på sidan 14 eller i instruktionerna som följde med din tallrik eller mikrovågsugn. Tillsätt margarinet och, med händerna skyddade av ugnsvantar, rotera formen tills botten är helt täckt. Vid det här laget kommer det också fräsa. Lägg i köttbullarna och vänd dem snabbt så de får färg överallt. Täck med plastfolie (plastfolie) och skär två gånger så att ånga kommer ut. Koka på fullt läge i 9½ minut, vänd plåten fyra gånger. Låt stå i 3 minuter innan servering.

## *Helstekt fläsk med kex*

*Mycket krispigt fläskskinn, på grund av köttets långa tillagningstid.*

Välj en benbit som tillåter 175 g/6 oz per person. Skrapa skinnet djupt med en kniv och strö över salt och tändare med paprika. Placera fogen med skinnsidan uppåt på en speciell mikrovågsunderlägg på ett stort fat. Täck med en bit bakplåtspapper. Grädda utan lock så här, låt det ta 9 minuter för varje 450 g/1 pund. Vänd plattan var 5:e minut för jämn matlagning, skydda händerna med ugnsvantar. Låt vila i 6 minuter mitt i koktiden. I slutet av tillagningen, överför fogarna till en skärbräda och täck med dubbel plåt av folie. Låt vila 8 minuter innan du skär och serverar med grönsaker och salvia- och lökfyllning.

*Helstekt fläsk med honung*

Förbered fläskstekt med kex, men pensla med en pensel av 90 ml/6 msk tjock klar honung blandat med 20 ml/efter smak 1 msk senap och 10 ml/2 tsk Worcestershiresås innan du strö över salt och paprika.

*Fläsk med rödkål*

Del 4

*En vinterhändelse, då burkar och burkar med rödkål fyller hyllorna till jul. Ät med krämig potatis och mosad palsternacka.*

*450 g/1 pund kokt rödkål*

*4 tomater, blancherade, skalade och hackade*

*10 ml/2 tsk salt*

*4 fläskkotletter, 175 g/6 oz vardera, putsade*

*10 ml/2 tsk sojasås*

*2,5 ml/½ tsk vitlökssalt*

*2,5 ml/½ tsk paprika*

*15 ml/1 msk mörkt mjukt farinsocker*

Ordna kålen på botten av en 20 cm/8 ugnsform (nederländsk ugn). Blanda tomaterna och saltet och lägg köttet ovanpå. Häll i sojasåsen och strö över resten av ingredienserna. Täck med plastfolie (plastfolie) och skär två gånger så att ånga kommer ut. Koka på fullt läge i 15 minuter, vrid på plattan fyra gånger. Låt stå i 4 minuter innan servering.

## *Fläskfilé i romersk stil*

Del 4

*15 ml/1 msk olivolja*

*1 liten lök, hackad*

*1 vitlöksklyfta, krossad*

*4 fläskfiléer, 125 g/4 oz vardera, vispade tills de är mycket tunna*

*60 ml/4 msk tomatjuice*

*5 ml/1 tsk torr oregano*

*125 g/4 oz mozzarellaost, skivad*

*30 ml/2 msk kapris*

*Polenta*

Häll oljan i en form med en diameter på 25 cm/10. Full värme i 1 minut. Fräs löken och vitlöken. Koka, utan lock, på fullt läge i 4 minuter, rör om två gånger. Lägg fläsk på tallriken i ett enda lager. Koka utan lock i fullt läge i 2 minuter. Vänd och koka i ytterligare 2 minuter. Ringla över tomatjuice och oregano, toppa med skivad mozzarella och strö sedan över kapris. Täck med plastfolie (plastfolie) och skär två gånger så att ånga kommer ut. Koka på Full i 2-3 minuter eller tills osten smält. Låt stå 1 minut innan servering med polentan.

## *Fläskfilé och grönsaksgryta*

Portioner 6–8

*15 ml/1 msk solrosolja eller majsolja*

*1 lök, riven*

*2 vitlöksklyftor, krossade*

*675 g/1½ lb fläskfilé, skuren i 1,5 cm/¾ bitar*

*30 ml/2 msk mjöl (all-purpose)*

*5 ml/1 tsk torr mejram*

*5 ml/1 tsk finrivet apelsinskal*

*200 g/7 oz/1¾ kopp konserverad eller tinad ärt- och morotsblandning*

*200 g/7 ounces/1½ koppar majs (majs)*

*300 ml/½ pt/1¼ kopp rosévin*

*150 ml/¼ pt/2/3 koppar varmt vatten*

*5 ml/1 tsk salt*

Häll oljan i en 2-quart/3½ pt/8½ koppar gryta (nederländsk ugn). Värm, avtäck, slå på Full i 1 minut. Blanda löken och vitlöken. Koka, utan lock, på fullt läge i 4 minuter, rör om två gånger. Tillsätt fläsk. Täck skålen med en tallrik och koka på Full-läge i 4 minuter. Blanda i mjölet, se till att köttbitarna är väl belagda. Tillsätt alla övriga ingredienser utom salt. Täck med plastfolie (plastfolie) och skär två gånger så att ånga kommer ut. Koka på fullt läge i 17 minuter, vrid på plattan fyra gånger. Låt stå i 5 minuter innan du kryddar med salt och serverar.

## *Chili fläsk*

Del 4

*4 revbensspjäll, 225 g/8 oz vardera, avfettade*

*10 ml/2 tsk chili eller cajunkrydda*

*5 ml/1 tsk vitlökspulver*

*400 g/14 oz/1 stor burk röda bönor, avrunnen*

*400 g/14 oz/1 stor burk hackade tomater*

*30 ml/2 msk hackad färsk koriander (koriander)*

*2,5 ml/½ tsk salt*

Lägg kotletterna i en form med 30 cm/12 diameter. Strö över kryddor och vitlökspulver. Täck med plastfolie (plastfolie) och skär två gånger så att ånga kommer ut. Koka på fullt läge i 8 minuter, vrid på plattan två gånger. Avtäck och sprid med bönor och tomater med deras juice. Strö över koriander och salt. Täck som tidigare och koka på full värme i 15 minuter, vänd 3 gånger. Låt stå i 5 minuter innan servering.

## *Fläsk med chutney och mandarin*

Del 4

*4 revbensspjäll, 225 g/8 oz vardera, avfettade*

*350 g/12 oz/1 stor burk mandarinsegment i lätt sirap*

*5 ml/1 tsk paprika*

*20 ml/4 tsk sojasås*

*45 ml/3 msk fruktchutney, hackad vid behov*

*2 vitlöksklyftor, krossade*

*Curry ris*

Lägg kotletterna i en form med 30 cm/12 diameter. Häll av mandarinerna, spara 30 ml/2 msk sirap och dela frukten över fruktköttet. Vispa den reserverade sirapen med de återstående ingredienserna utom riset och sked över mandarinerna. Täck med plastfolie (plastfolie) och skär två gånger så att ånga kommer ut. Koka på fullt läge i 20 minuter, vrid på plattan fyra gånger. Låt stå i 5 minuter och servera sedan med ris.

## *"Grillade" revben*

Del 4

*1 kg/2¼ lb fläsk revbensspjäll eller extra revbensspjäll*

*50 g/2 oz/ kopp smör eller margarin*

*15 ml/1 matsked tomatsås (catsup)*

*10 ml/2 tsk sojasås*

*5 ml/1 tsk paprika*

*1 vitlöksklyfta, krossad*

*5 ml/1 tsk het chilisås*

Tvätta och torka fläsket och dela det i individuella revben. Placera på den största runda grunda tallriken som passar bekvämt i mikrovågsugnen, med den smala sidan av varje revben mot mitten. Täck med plastfolie (plastfolie) och skär två gånger så att ånga kommer ut. Koka på fullt läge i 10 minuter, vrid på plattan tre gånger. För att göra skorpan, kombinera de återstående ingredienserna i en skål och värm, utan lock, i Tina i 2 minuter. Avtäck revbenen och häll försiktigt av fettet. Borsta med ungefär hälften av huden. Koka utan lock i fullt läge i 3 minuter. Vänd med en tång och borsta med återstående hud. Koka utan lock i fullt läge i 2 minuter. Låt stå i 3 minuter innan servering.

## *Cikoria insvept med skinka i ostsås*

Del 4

*Kallas chicorées au jambon i Belgien, dess ursprungsland. Silvervita grönsaker inlindade i skinka och täckta med en enkel ostsås är gastronomiska mästerverk.*

*8 cikoriahuvuden (belgisk endive), cirka 1 kg/2¼ lb allt tillsammans*

*150 ml/¼ pt/2/3 koppar kokande vatten*

*15 ml/1 msk citronsaft*

*8 stora skivor kokt skinka*

*600 ml/1 pt/2½ koppar mjölk*

*50 g/2 oz/ kopp smör eller margarin*

*45 ml/3 msk mjöl (all-purpose)*

*175 g/6 oz/1½ kopp Edammerost, riven*

*Nymalen salt och peppar*

*Chips (pommes frites), att servera*

Hacka cikoria, ta bort eventuella skadade eller skadade ytterblad och skär en konisk sektion från basen av varje för att förhindra bitterhet. Ordna huvudena som ekrarna på ett hjul i en skål med 30 cm/12 diameter. Täck med vatten och citronsaft. Täck med plastfolie (plastfolie) och skär två gånger så att ånga kommer ut. Koka på fullt läge i 14 minuter, vrid på plattan två gånger. Låt stå i 5 minuter och låt rinna av. Tvätta och torka disken. När cikoria är ljummen, linda in en skiva skinka i varje och lägg tillbaka på tallriken. Häll mjölken i en kanna och värm utan lock på Full i 3 minuter. Lägg smöret eller margarinet i en 1,2 liter/2 pt/5 koppar skål och smält över full värme i 1 minut. Tillsätt mjölet och tillsätt sedan den varma mjölken gradvis. Koka, avslöjad, på Full-läge i 5–6 minuter, rör om varje minut för att säkerställa jämnhet, tills såsen bubblar och tjocknar. Blanda i osten och smaka av. Häll jämnt över cikoria och skinka. Täck med en plåt och värm på fullt läge i 3 minuter. Låt stå i 3 minuter. Bryn konventionellt under en het grill (broiler), om du vill, servera med chips.

*Fläsk revben i Sticky Orange Barbecue Sauce*

Del 4

*1 kg/2¼ lb fläsk revbensspjäll eller extra revbensspjäll*

*30 ml/2 msk citronsaft*

*30 ml/2 msk sojasås*

*5 ml/1 tsk japanskt wasabipulver*

*15 ml/1 msk Worcestershiresås*

*300 ml/½ pt/1¼ kopp färsk apelsinjuice*

*30 ml/2 msk mörk marmelad*

*10 ml/2 tsk hemgjord senap*

*1 vitlöksklyfta, krossad*

*Kinesiska nudlar, kokta, att servera*

*Några apelsinskivor, till garnering*

Lägg revbenen i en stor grund tallrik. Täck med plastfolie (plastfolie) och skär två gånger så att ånga kommer ut. Koka på fullt läge i 7 minuter, vrid på plattan två gånger. Öppna och häll försiktigt av fettet. Vispa ihop resten av ingredienserna förutom nudlarna och häll över revbenen. Täck löst med hushållspapper och koka på Full i 20 minuter, vänd plåten fyra gånger och pensla med sås varje gång. En måltid med kokta kinesiska nudlar och apelsinskivor serveras separat.

## *Biff och svamppudding*

Del 4

*Den här gamla brittiska skatten fungerar som en dröm i mikrovågsugnen, med sockerkakor (pasta) som beter sig precis som de ska. Tricket är att använda kött som redan är tillagat, till exempel hemgjorda grytor eller konserverat kött, eftersom råa köttbitar tenderar att stelna i mikron när de tillagas i vätska.*

För bakverk:

*175 g/6 oz/1½ koppar självhöjande mjöl*

*2,5 ml/½ tsk salt*

*50 g/2 oz/½ kopp strimlat nötkött eller vegetariskt fett*

*90 ml/6 msk kallt vatten*

För fyllning:

*450 g/1 lb nötköttsgryta med sås*

*125 g/4 oz knappsvamp*

För att göra kakorna, sikta mjöl och salt i en skål och rör ner i degen. Använd en gaffel och tillsätt tillräckligt med vatten för att göra en mjuk men smidig deg. Knåda lätt tills den är slät, rulla sedan på en yta som har strötts med mjöl till en 30 cm/12 boll. Skär en fjärdedel i en klyftform och spara den till locket. Smörj en 900 ml/1½ pt/3¾ kopp puddingbassäng noggrant och pensla med bakverk, borsta över botten och sidorna tills den når insidan av toppen av bassängen och tryck ut eventuella rynkor med fingertopparna. Stäng fogen genom att nypa den med fuktade fingrar.

För att göra fyllningen, värm den tillsammans med det kokta nötköttet och svampen, antingen i mikron eller på konventionellt sätt. Låt det svalna. Häll upp i tårtfodrad skål. Kavla ut den reserverade kakan till ett täcke, fukta kanterna och lägg ovanpå kakskiktet, nyp ihop för att täta. Täck med plastfolie (plastfolie) och skär två gånger så att ånga kommer ut. Koka på full värme i 7 minuter tills kakorna jäser ordentligt. Låt det sitta i 3 minuter och häll sedan upp det på en tallrik för att servera.

## *Dauphine Potatis*

Presenter 6

*Gratin dauphinoise – en av de bästa i Frankrike och en upplevelse att njuta av. Servera med en lummig sallad eller grillade tomater, eller som tillbehör till kött, fågel, fisk och ägg.*

*900 g/2 lb vaxartad potatis, mycket tunt skivad*

*1-2 vitlöksklyftor, krossade*

*75 ml/5 msk smält smör eller margarin*

*175 g/6 oz/1½ koppar emmentaler eller Gruyère (Schweiz) ost*

*Salt och nymalen svartpeppar*

*300 ml/½ pt/1¼ kopp helmjölk*

*Paprika*

För att mjuka upp potatisen, lägg i en stor skål och täck med kokande vatten. Låt stå i 10 minuter, låt sedan rinna av. Blanda vitlök med smör eller margarin. Smörj en form med en diameter på 25 cm/10. Börja och avsluta med potatisen, fyll tallriken med omväxlande lager av skivad potatis, två tredjedelar ost och två tredjedelar smörblandning, strö salt och peppar mellan lagren. Häll försiktigt mjölken längs sidan av tallriken och strö den sedan över resterande ost och vitlökssmör. Strö över paprika. Täck med plastfolie (plastfolie) och skär två gånger så att ånga kommer ut. Koka på fullt läge i 20 minuter, vrid på plattan fyra gånger. Potatisen ska vara lite al dente, som pasta, men om du vill att den ska vara mjukare, koka på Full-läge i ytterligare 3-5 minuter. Låt stå i 5 minuter,

## *Savoyard Potatis*

Presenter 6

Förbered som för Dauphine Potatis, men använd ersättande fond, eller hälften vitt vin och hälften fond, för mjölken.

## *Château Potatis*

Presenter 6

Förbered som för Dauphine Potatis, men ersätt mjölken med medelstor cider.

*Potatis med mandelsmörsås*

Portion 4-5

*450 g/1 pund färskpotatis, oskalad och skrubbad*

*30 ml/2 matskedar vatten*

*75 g/3 oz/1/3 kopp osaltat smör (söt)*

*75 g/3 oz/¾ kopp flingad (skivad) mandel, rostad och krossad*

*15 ml/1 msk färsk limejuice*

Lägg potatisen i en 1,5 liter/2½ pt/6 koppar skål med vatten. Täck med plastfolie (plastfolie) och skär två gånger så att ånga kommer ut. Koka på fullt läge i 11–12 minuter tills de är mjuka. Låt stå medan du förbereder såsen. Häll smöret i en måttbägare och smält utan lock i Tina i 2–2½ minuter. Rör ner resterande ingredienser. Blanda med den avrunna potatisen och servera.

## Del 4

*Den fräscha smaken gör tomater attraktiva som tillbehör vid sidan av lamm och fågel, och även till lax och makrill.*

*4 stora tomater, halverade horisontellt*

*Salt och nymalen svartpeppar*

*5 ml/1 tsk finrivet limeskal*

*30 ml/2 msk fullkornssenap*

*Saften av 1 lime*

Ställ tomaterna i en cirkel, med den skurna sidan uppåt, på kanten av en stor tallrik. Strö över salt och peppar. Blanda resten av ingredienserna noga och fördela över tomaterna. Koka, utan lock, på fullt läge i 6 minuter, vrid på plattan tre gånger. Låt stå i 1 minut.

*kokt gurka*

Del 4

*1 gurka, skalad*

*30 ml/2 msk smör eller margarin, i kökstemperatur*

*2,5–5 ml/½-1 tsk salt*

*30 ml/2 msk finhackad bladpersilja eller koriander (koriander)*

Skiva gurkan mycket tunt, låt den sitta i 30 minuter, krama sedan ur den med en ren kökshandduk (diskhandduk). Lägg smöret eller margarinet i en 1,25 quart/2¼ pt/5½ koppsform och smält utan lock i Tina i 1-1 minuter. Tillsätt gurka och salt, rör om försiktigt tills det är väl täckt av smör. Täck med en tallrik och koka på Full-läge i 6 minuter, rör om två gånger. Avtäck och rör ner persilja eller koriander.

*Stuvad gurka med Pernod*

Del 4

Förbered kokta gurkor, men tillsätt 15 ml/1 msk Pernod till gurkorna.

## *Espagnole Marrow*

Del 4

*Sommartillbehör som komplement till fågel och fisk.*

*15 ml/1 msk olivolja*

*1 stor lök, skalad och hackad*

*3 stora tomater, blancherade, skalade och hackade*

*450 g/1 lb märg (pumpa), skalad och tärnad*

*15 ml/1 msk mejram eller oregano, hackad*

*5 ml/1 tsk salt*

*Nymalen svartpeppar*

Värm oljan i en 1,75 liter/3 pt/7½ koppsform, öppna locket, slå på Full i 1 minut. Fräs löken och tomaterna. Täck med en tallrik och koka på Full-läge i 3 minuter. Blanda alla övriga ingredienser, tillsätt peppar efter smak. Täck med en plåt och koka på Full-läge i 8-9 minuter tills märgen är mjuk. Låt stå i 3 minuter.

Del 4

*3 tomater, blancherade, skalade och grovt hackade*

*4 chayote (zucchini), topp, svans och tunt skivad*

*1 lök, hackad*

*15 ml/1 msk malt- eller risvinäger*

*30 ml/2 msk hackad platt bladpersilja*

*1 vitlöksklyfta, krossad*

*Salt och nymalen svartpeppar*

*75 ml/5 msk cheddar- eller emmentalerost, riven*

Lägg tomater, zucchini, schalottenlök, vinäger, persilja och vitlök i en form med en diameter på 20 cm/8. Krydda efter smak och rör om väl för att kombinera. Täck med plastfolie (plastfolie) och skär två gånger så att ånga kommer ut. Koka på fullt läge i 15 minuter, vrid på plattan tre gånger. Öppna och strö över ost. Antingen bryn den konventionellt under grillen (broiler) eller, för att spara tid, gå tillbaka till mikrovågsugnen och värm på Full i 1-2 minuter tills osten är bubblig och smält.

*Pumpa med enbär*

Portion 4-5

*8 enbär*

*30 ml/2 msk smör eller margarin*

*450 g/1 lb zucchini (zucchini), toppar, svansar och tunt skivade*

*2,5 ml/½ tsk salt*

*30 ml/2 msk finhackad persilja*

Krossa enbären lätt med baksidan av en träslev. Häll smör eller margarin i en form med en diameter på 20 cm/8. Smält, utan lock, i Tina i 1-1 minuter. Blanda enbär, zucchini och salt och bred ut i ett jämnt lager för att täcka botten av rätten. Täck med plastfolie (plastfolie) och skär två gånger så att ånga kommer ut. Koka på fullt läge i 10 minuter, vrid på plattan fyra gånger. Låt stå i 2 minuter. Öppna och strö över persilja.

*Kinesiska smörblad med Pernod*

Del 4

*En textur- och smakblandning av stark vitkål och sallad, kinesiska blad ger en mycket snygg tillagad grönsak och förstärks avsevärt av tillsatsen av Pernod, som lägger till en antydan av anis.*

*675 g/1½ lb kinesiska blad, strimlad*

*50 g/2 oz/ kopp smör eller margarin*

*15 ml/1 msk Pernod*

*2,5–5 ml/½-1 tsk salt*

Lägg de strimlade bladen i en 2 quart/3½ pt/8½ form. Smält smöret eller margarinet på en separat tallrik i Tina i 2 minuter. Tillsätt den till kålen med Pernod och salt och rör om försiktigt för att kombinera. Täck med en tallrik och koka på Full-läge i 12 minuter, rör om två gånger. Låt stå i 5 minuter innan servering.

## *böngroddar i kinesisk stil*

Del 4

*450 g/1 pund färska böngroddar*

*10 ml/2 tsk sojasås*

*5 ml/1 tsk Worcestershiresås*

*5 ml/1 tsk löksalt*

Rör ihop alla ingredienser i en stor skål. Överför till en 20 cm/8 djup gryta (nederländsk ugn). Täck med en tallrik och koka på fullt läge i 5 minuter. Låt stå i 2 minuter, rör sedan om och servera.

## *Morötter med apelsiner*

Portioner 4–6

*50 g/2 oz/ kopp smör eller margarin*

*450 g/1 lb morötter, rivna*

*1 lök, riven*

*15 ml/1 msk färsk apelsinjuice*

*5 ml/1 tsk finrivet apelsinskal*

*5 ml/1 tsk salt*

Häll smör eller margarin i en form med en diameter på 20 cm/8. Smält, avtäckt och tina i 1 minut. Blanda alla resterande ingredienser och blanda väl. Täck med plastfolie (plastfolie) och skär två gånger så att ånga kommer ut. Koka på fullt läge i 15 minuter, vrid på plattan två gånger. Låt stå i 2-3 minuter innan servering.

## *Kokt cikoria*

Del 4

*Ovanligt grönsakstillägg som smakar något sparris. Servera med ägg och fågelrätter.*

*4 cikoriahuvuden (belgisk endive)*

*30 ml/2 msk smör eller margarin*

*1 tärning grönsaksfond*

*15 ml/1 msk kokande vatten*

*2,5 ml/½ tsk löksalt*

*30 ml/2 msk citronsaft*

Hacka cikoria, ta bort eventuella blåmärken eller skadade yttre blad. Ta bort den konformade kärnan från basen av varje för att minska bitterheten. Skär cikoria i 1,5 cm/½ i tjocka skivor och lägg i en 1,25 quart/2¼ pt/5½ kopp (holländsk ugn) gryta. Smält smöret eller margarinet separat i Tina i 1 minut. Häll över cikoria. Krossa buljongtärningarna i det kokande vattnet och tillsätt sedan salt och citronsaft. Skeda över cikoria. Täck med plastfolie (plastfolie) och skär två gånger så att ånga kommer ut. Koka på fullt läge i 9 minuter, vrid på plattan tre gånger. Låt stå 1 minut innan servering med saften från tallriken.

## *Morotsgryta med lime*

Del 4

*Djupt orange morotsrätt, designad för köttgrytor och vilt.*

*450 g/1 lb morötter, tunt skivade*

*60 ml/4 matskedar bowlingvatten*

*30 ml/2 msk smör*

*1,5 ml/¼ tsk gurkmeja*

*5 ml/1 tsk finrivet limeskal*

Lägg morötterna i en skål på 1,25 liter/2¼ pt/5½ kopp med sjudande vatten. Täck med plastfolie (plastfolie) och skär två gånger så att ånga kommer ut. Koka på fullt läge i 9 minuter, vrid på plattan tre gånger. Låt stå i 2 minuter. torkning. Tillsätt genast smör, gurkmeja och limeskal. Ät direkt.

*Fänkål i Sherry*

Del 4

*900 g/2 lb fänkål*

*50 g/2 oz/ kopp smör eller margarin*

*2,5 ml/½ tsk salt*

*7,5 ml/1½ tsk fransk senap*

*30 ml/2 msk medium torr sherry*

*2,5 ml/½ tsk torr eller 5 ml/1 tsk hackad färsk dragon*

Tvätta och torka dillen. Släng de bruna delarna men låt stå på 'fingret' och de gröna bladen. Smält smöret eller margarinet utan lock i Tina i 1½ –2 minuter. Vispa försiktigt resten av ingredienserna. Dela varje fänkålshuvud och lägg i en form med en diameter på 25 cm/10. Klä med smörblandningen. Täck med en tallrik och koka på Full-läge i 20 minuter, vrid plåten fyra gånger. Låt stå i 7 minuter innan servering.

*Vinstuvad gräslök med skinka*

Del 4

*5 tunna salladslökar, ca 450g/1 lb all in*

*30 ml/2 msk smör eller margarin, i rumstemperatur*

*225 g/8 oz/2 koppar kokt skinka, hackad*

*60 ml/4 msk rött vin*

*Salt och nymalen svartpeppar*

Klipp av spetsarna på purjolökens morrhår och klipp sedan alla utom den gröna 'kjolen' 10 cm från varje. Skiva salladslöken försiktigt nästan till toppen. Tvätta mellan bladen under kallt rinnande vatten för att ta bort all smuts eller grus. Häll smör eller margarin i en plåt 25 x 20 cm/10 x 8. Smält på Tina i 1-1 minuter, pensla sedan över botten och sidorna. Ordna gräslöken, i ett enda lager, på basen. Toppa med skinka och vin och krydda. Täck med plastfolie (plastfolie) och skär två gånger så att ånga kommer ut. Koka på fullt läge i 15 minuter, vrid på plattan två gånger. Låt stå i 5 minuter.

## *Kokt salladslök*

Del 4

*5 tunna salladslökar, ca 450g/1 lb all in*

*30 ml/2 msk smör eller margarin*

*60 ml/4 msk grönsaksfond*

*Salt och nymalen svartpeppar*

Klipp av spetsarna på purjolökens morrhår och klipp sedan alla utom den gröna 'kjolen' 10 cm från varje. Skiva salladslöken försiktigt nästan till toppen. Tvätta mellan bladen under kallt rinnande vatten för att ta bort all smuts eller grus. Skär i 1,5 cm/½ i tjocka skivor. Lägg i en 1,75-quart/3 pt/7½ koppar gryta (nederländsk ugn). I en separat skål, smält smöret eller margarinet i upptinningen i 1 minut. Tillsätt fond och krydda väl efter smak. Skeda över gräslöken. Täck med en tallrik och koka på Full-läge i 10 minuter, rör om två gånger.

*Selleri gryta*

Del 4

Förbered som för gryta purjolök, men ersätt purjolöken med 450 g/1 lb tvättad selleri. Om du vill, tillsätt den hackade löken och koka i ytterligare 1½ minut.

*Fyllda paprikor*

Del 4

*4 grön paprika (klocka)*

*30 ml/2 msk smör eller margarin*

*1 lök, finhackad*

*225 g/8 oz/2 koppar magert nötfärs*

*30 ml/2 msk långkornigt ris*

*5 ml/1 tsk torrblandade örter*

*5 ml/1 tsk salt*

*120 ml/4 fl oz/¼ kopp varmt vatten*

Skär av topparna på paprikan och förvara. Ta bort den inre fibern och fröet från varje paprika. Klipp en tunn remsa från varje bas så att de står rakt utan att välta. Lägg smöret eller margarinet i en form och värm på full värme i 1 minut. Tillsätt lök. Koka utan lock i fullt läge i 3 minuter. Blanda köttet, bryt det med en gaffel. Koka utan lock i fullt läge i 3 minuter. Tillsätt ris, kryddor, salt och 60 ml/4 matskedar vatten. Häll blandningen i paprikan. Ställ upprätt och förslut i en djup, ren tallrik. Sätt tillbaka locket och häll resten av vattnet i fatet runt paprikan till såsen. Täck med plastfolie (plastfolie) och skär två gånger så att ånga kommer ut. Koka på fullt läge i 15 minuter, vrid på plattan två gånger. Låt stå i 10 minuter innan servering.

## *Fyllda paprika med tomater*

Del 4

Förbered de fyllda paprikorna, men ersätt vattnet med tomatjuice sötad med 10 ml/2 tsk (superfint) strösocker.

## *Kalkon fylld paprika med citron och timjan*

Del 4

Förbered paprikafyllningen, men ersätt mald kalkon och 2,5 ml/½ tsk timjan för kryddblandningen. Tillsätt 5 ml/1 tsk finrivet citronskal.

## *Polsk grädde av svamp*

Presenter 6

*Vanlig i Polen och Ryssland där svamp tar en stor plats på alla bord. Ät med färskpotatis och kokt ägg.*

*30 ml/2 msk smör eller margarin*

*450 g/1 lb knappsvamp*

*30 ml/2 msk majsstärkelse (majsstärkelse)*

*30 ml/2 msk kallt vatten*

*300 ml/½ pt/1¼ kopp gräddfil (sur mjölk)*

*10 ml/2 tsk salt*

Lägg smöret eller margarinet i en djup 2,25 liter/4 pt/10 koppar skål. Smält, avtäckt och tina i 1 minut. Blanda svamp. Täck med en tallrik och koka på Full-läge i 5 minuter, rör om två gånger. Blanda maizena med vatten och rör om väl med grädde. Rör försiktigt ner i svampen.

Täck över som tidigare och koka på Full-läge i 7-8 minuter, rör om tre gånger, tills det är tjockt och krämigt. Vänd i salt och ät genast.

### *peppar svamp*

närvarande 6

Förbered som för polska gräddsvampar, men tillsätt 1 pressad vitlöksklyfta till smöret eller margarinet innan det smälter. Blanda 15 ml/1 msk vardera av tomatpuré (pasta) och paprika med svamp. Servera med liten pasta.

### *currysvamp*

närvarande 6

Förbered som för polska gräddsvampar, men tillsätt 15–30 ml/1–2 msk lätt currypasta och en pressad vitlöksklyfta till smöret eller margarinet innan det smälter. Byt ut tjock grädde mot vanlig yoghurt och rör ner 10 ml/2 tsk strösocker (fint) med salt. Servera med ris.

## Lins Dal

Portioner 6–7

*En orientalisk specialitet med rötter i Indien, denna linsdhal är graciöst kryddad med en myriad av kryddor och kan serveras antingen som tillbehör till curryrätter eller på egen hand med ris för en näringsrik och komplett måltid.*

*50 g/2 oz/¼ kopp ghee, smör eller margarin*

*4 lökar, hackade*

*1-2 vitlöksklyftor, krossade*

*225 g/8 oz/11/3 koppar apelsinlinser, sköljda noggrant*

*5 ml/1 tsk gurkmeja*

*5 ml/1 tsk paprika*

*2,5 ml/½ tsk mald ingefära*

*20 ml/4 tsk garam masala*

*1,5 ml/¼ tsk cayennepeppar*

*Fröna av 4 gröna kardemummaskidor*

*15 ml/1 msk tomatpuré (pasta)*

*750 ml/1¼ korn/3 koppar kokande vatten*

*7,5 ml/1½ tsk salt*

*Hackade korianderblad, till garnering*

Lägg ghee, smör eller margarin i en 1,75 quart/3 pt/7½ kopps gryta (nederländsk ugn). Värm, avtäck, slå på Full i 1 minut. Blanda löken och vitlöken. Täck med en tallrik och koka på Full-läge i 3 minuter. Rör i alla återstående ingredienser.Täck med en tallrik och koka på full värme i 15 minuter, rör om fyra gånger. Låt stå i 3 minuter. Om den är för tjock för personlig smak, späd med lite extra kokande vatten. Platta till med en gaffel innan servering, garnera med koriander.

## *Dhal med lök och tomater*

Portioner 6–7

*3 lökar*

*50 g/2 oz/¼ kopp ghee, smör eller margarin*

*1-2 vitlöksklyftor, krossade*

*225 g/8 oz/11/3 koppar apelsinlinser, sköljda noggrant*

*3 tomater, blancherade, skalade och hackade*

*5 ml/1 tsk gurkmeja*

*5 ml/1 tsk paprika*

*2,5 ml/½ tsk mald ingefära*

*20 ml/4 tsk garam masala*

*1,5 ml/¼ tsk cayennepeppar*

*Fröna av 4 gröna kardemummaskidor*

*15 ml/1 msk tomatpuré (pasta)*

*750 ml/1¼ korn/3 koppar kokande vatten*

*7,5 ml/1½ tsk salt*

*1 stor lök, tunt skivad*

*10 ml/2 tsk solros- eller majsolja*

Skiva 1 lök tunt och hacka resten. Lägg ghee, smör eller margarin i en 1,75 quart/3 pt/7½ kopps gryta (nederländsk ugn). Värm, avtäck, slå på Full i 1 minut. Blanda i hackad lök och vitlök. Täck med en tallrik och koka på Full-läge i 3 minuter. Rör ner alla resterande ingredienser. Täck med en tallrik och koka på full värme i 15 minuter, rör om fyra gånger. Låt stå i 3 minuter. Om den är för tjock för personlig smak, späd med lite extra kokande vatten. Dela de skivade löken i ringar och fräs (svits) konventionellt i olja tills de är gyllene och krispiga. Rör om dhal med en gaffel innan servering garnerad med lökringar. (Eller,

Del 4

*25 g/1 oz/2 msk ghee eller 15 ml/1 msk jordnötsolja*

*1 lök, skalad och hackad*

*1 purjolök, putsad och hackad*

*2 vitlöksklyftor, krossade*

*15 ml/1 msk hett currypulver*

*5 ml/1 tsk mald spiskummin*

*5 ml/1 tsk garam masala*

*2,5 ml/½ tsk gurkmeja*

*Saften av 1 liten citron*

*150 ml/¼ pt/2/3 kopp grönsaksfond*

*30 ml/2 msk tomatpuré (pasta)*

*30 ml/2 msk rostade cashewnötter*

*450 g/1 pund kokt rotfruktsblandning, tärnad*

*175 g/6 oz/¾ kopp brunt ris, kokt*

*Popadoms, att tjäna*

Häll ghee eller olja i en 2,5 quart/4½ pt/11 koppar skål. Värm, avtäck, slå på Full i 1 minut. Tillsätt lök, gräslök och vitlök och blanda väl. Koka utan lock i fullt läge i 3 minuter. Tillsätt currypulver, spiskummin, garam masala, gurkmeja och citronsaft. Koka, utan lock, på fullt läge i 3 minuter, rör om två gånger. Tillsätt fond, tomatpuré och cashewnötter. Täck med en uppochnedvänd plåt och koka på Full-läge i 5 minuter. Rör ner grönsaker. Täck som tidigare och värm till Full i 4 minuter. Servera med brunt ris och popadoms.

## Blandad grönsakscurry

Presenter 6

*1,6 kg/3½ lb blandade grönsaker, såsom röd eller grön paprika (klockor); chayote (zucchini); oskalad aubergine (aubergine); morot; potatis; Brysselkål eller broccoli; Lök; purjolök*

*30 ml/2 msk jordnöt (jordnöt) eller majsolja*

*2 vitlöksklyftor, krossade*

*60 ml/4 msk tomatpuré (pasta)*

*45 ml/3 msk garam masala*

*30 ml/2 msk milt, medium eller varmt currypulver*

*5 ml/1 tsk koriander (koriander)*

*5 ml/1 tsk mald spiskummin*

*15 ml/1 msk salt*

*1 stort lagerblad*

*400 g/14 oz/1 stor burk hackade tomater*

*15 ml/1 msk strösocker (fint)*

*150 ml/¼ pt/2/3 koppar kokande vatten*

*250 g/9 oz/lot 1 kopp basmati eller långkornigt ris, kokt*

*Tjock vanlig yoghurt, att servera*

Förbered alla grönsaker efter deras typ. Skär den i små tärningar eller hacka efter behov. Lägg i en 2,75 liter/5 pt/12 koppar djup form. Blanda alla övriga ingredienser utom det kokande vattnet och riset. Täck med en stor tallrik och koka på Full-läge i 25–30 minuter, rör om fyra gånger, tills grönsakerna är mjuka men fortfarande fasta. Kassera lagerbladet, blanda med vatten och smaksätt kryddan – curryn kan behöva lite salt. Servera med ris och en skål med tjock vanlig yoghurt.

*Gelé medelhavssallad*

Presenter 6

*300 ml/½ pt/1¼ kopp kall grönsaksfond eller grönsaksvatten*

*15 ml/1 msk agar-agarpulver*

*45 ml/3 msk tomatjuice*

*45 ml/3 msk rött vin*

*1 grön paprika, frön borttagna och hackade*

*2 tomater, blancherade, skalade och hackade*

*30 ml/2 msk avrunnen kapris*

*50 g/2 oz/¼ kopp hackade gurkor (cornichons)*

*12 oliver, skivade*

*10 ml/2 tsk ansjovissås*

Häll 45 ml/3 matskedar buljong eller grönsaksvatten i en skål. Rör ner gelatin. Låt stå i 5 minuter för att mjukna. Tina, utan lock, i Tina i 2–2½ minuter. Rör resten av fonden med tomat- och druvsaften. Täck när det svalnat och ställ sedan i kylen tills det precis börjar tjockna och stelna. Lägg paprikaremsor i en skål och täck med kokande vatten. Låt stå i 5 minuter tills det är mjukt och låt rinna av. Rör ner tomaterna och paprikabitarna i den härdande geléen med alla övriga ingredienser. Överför till en 1,25 liter/2¼ pt/5½ kopp våt geléform eller skål. Täck över och ställ i kylen några timmar för att stelna. För att servera, doppa formen eller bassängen i och ur skålen med hett vatten för att lossna och kör sedan en varm våt kniv försiktigt runt sidorna. Vänd upp på en fuktad tallrik innan servering. (Blötning hindrar geléen från att fastna.)

### *Grekisk gelésallad*

Presenter 6

Förbered för den geléade medelhavssalladen, men uteslut kapris och cornichons. Tillsätt 125 g/4 oz/1 kopp fint tärnad fetaost och 1 liten hackad lök. Ersätt stenade (urkärnade) svarta oliver som fyllning.

*Gelé rysk sallad*

Presenter 6

Förbered dig på den geléade medelhavssalladen, men ersätt tomat- och druvjuice med 90 ml/6 msk majonnäs och 225 g/8 oz/2 koppar tärnade morötter och potatis mot tomater och paprika. Tillsätt 30 ml/2 msk kokta ärtor.

*Kålrabisallad med senapad majonnäs*

Presenter 6

*900 g/2 lb kålrabbi*

*75 ml/5 msk kokande vatten*

*5 ml/1 tsk salt*

*10 ml/2 tsk citronsaft*

*60–120 ml/4–6 msk tjock majonnäs*

*10–20 ml/2–4 tsk fullkornssenap*

*Rädisaskivor, till garnering*

Skala kålrabbin tjockt, tvätta och skär varje huvud i åtta bitar. Lägg i en 1,25 liter/3 pt/7½ kopps skål med vatten, salt och citronsaft. Täck med plastfolie (plastfolie) och skär två gånger så att ånga kommer ut. Koka på fullt läge i 10-15 minuter, vänd på skålen tre gånger tills den är mjuk. Låt rinna av och skiva eller tärna och lägg i en mixerskål. Kombinera majonnäs och senap och rör ner kålrabbin i denna blandning tills bitarna är helt täckta. Lägg över på ett serveringsfat och garnera med pepparrotsskivor.

*Rödbetor, selleri och äppelkoppar*

Presenter 6

*60 ml/4 msk kallt vatten*

*15 ml/1 msk agar-agarpulver*

*225 ml/8 fl oz/1 kopp äppeljuice*

*30 ml/2 msk hallonvinäger*

*5 ml/1 tsk salt*

*225 g/8 ounces kokta (osyrade) rödbetor (rödbetor), grovt rivna*

*1 msk (efterrätt) äpple, skalat och grovt rivet*

*1 stjälk selleri, skuren i tunna tändstickor*

*1 liten lök, hackad*

Häll 45 ml/3 msk kallt vatten i en liten skål och rör ner agaren. Låt stå i 5 minuter för att mjukna. Tina, utan lock, i Tina i 2–2½ minuter. Rör det återstående kalla vattnet med äppeljuice, vinäger och salt. Täck när det svalnat och ställ sedan i kylen tills det precis börjar tjockna och stelna. Tillsätt rödbetor, äpplen, selleri och lök i gelédelen och rör om försiktigt tills det blandas. Överför till sex fuktade små koppar, täck sedan över och ställ i kylen tills det stelnat och fast. Slå på individuella tallrikar.

## *En imiterad Waldorf Cup*

Presenter 6

Förbered rödbetor, selleri och äppelkoppar, men tillsätt 30 ml/2 msk hackade valnötter med grönt och äpple.

### *Sellerisallad med vitlök, majonnäs och pistagenötter*

Presenter 6

*900 g selleri (sellerirot)*
*300 ml/½ pt/1¼ kopp kallt vatten*
*15 ml/1 msk citronsaft*
*7,5 ml/1½ tsk salt*
*1 vitlöksklyfta, krossad*
*45 ml/3 msk grovt hackade pistagenötter*
*60–120 ml/4–8 msk tjock majonnäs*
*Radicchioblad och hela pistagenötter, till garnering*

Skala sellerin tjockt, tvätta och skär varje huvud i åtta bitar. Lägg i en 2,25 liter/4 pt/10 koppar skål med vatten, citronsaft och salt. Täck med plastfolie (plastfolie) och skär två gånger så att ånga kommer ut. Koka på fullt läge i 20 minuter, vrid på plattan fyra gånger. Häll av och hacka och lägg i en mixerskål. Tillsätt vitlök och hackade pistagenötter. Medan de fortfarande är varm, släng med majonnäs tills selleribitarna är helt belagda. Överför till ett serveringsfat. Garnera med radicchioblad och pistagenötter innan servering, medan de fortfarande är lite varma om möjligt.

### *Kontinental selleri sallad*

Del 4

*En bra blandning av smaker och komplement gör detta till en fantastisk julsallad att äta med kall kalkon och gammon.*

*750 g/1½ lb rotselleri (sellerirot)*

*75 ml/5 msk kokande vatten*

*5 ml/1 tsk salt*

*10 ml/2 tsk citronsaft*

*Till dressingen:*

*30 ml/2 msk majsolja eller solrosolja*

*15 ml/1 msk malt- eller cidervinäger*

*15 ml/1 msk hemgjord senap*

*2,5–5 ml/½-1 tsk spiskummin*

*1,5 ml/¼ tsk salt*

*5 ml/1 tsk strösocker (fint)*

*Nymalen svartpeppar*

Skala sellerin tjockt och skär den i små tärningar. Lägg i ett fat på 1,75 liter/3 pt/7½ kopp. Tillsätt kokande vatten, salt och citronsaft. Täck med plastfolie (plastfolie) och skär två gånger så att ånga kommer ut. Koka på fullt läge i 10-15 minuter, vänd på skålen tre gånger tills den är mjuk. torkning. Blanda väl alla resterande ingredienser. Tillsätt den till den varma rotsellerin och blanda väl. Täck över och låt svalna. Servera i rumstemperatur.

## *Sellerisallad med bacon*

Del 4

Förbered för den kontinentala rotselleri salladen, men lägg till 4 rashers (skivor) bacon, knaperstekt (grill) och smula, tillsammans med dressingen.

*Kronärtskockssallad med paprika och ägg i varm sås*

Presenter 6

*400 g/14 oz/1 stor burk kronärtskockor, avrunnen*

*400 g/14 oz/1 burk stora röda pimientos, avrunna*

*10 ml/2 tsk rödvinsvinäger*

*60 ml/4 msk citronsaft*

*125 ml/4 fl oz/½ kopp olivolja*

*1 vitlöksklyfta, krossad*

*5 ml/1 tsk kontinental senap*

*5 ml/1 tsk salt*

*5 ml/1 tsk strösocker (fint)*

*4 stora hårdkokta ägg (hårt kokta), skalade och rivna*

*225 g/8 oz/2 koppar fetaost, tärnad*

Halvera kronärtskockorna och skär pimientos i strimlor. Ordna dem växelvis runt ett stort fat, lämna ett hål i mitten. Lägg vinäger, citronsaft, olja, vitlök, senap, salt och socker i en liten skål. Värm, avtäck, sätt på Full i 1 minut, skaka två gånger. Lägg ägg och ost i en hög i mitten av salladen och skeda försiktigt över den varma dressingen.

## Salvia och lökfyllning

Ger 225–275 g/8–10 oz/11/3–12/3 koppar

*För grisar.*

*25 g/1 oz/2 msk smör eller margarin*

*2 lökar, blancherade (se tabell på sidan 45), hackade*

*125 g/4 oz/2 koppar vita eller bruna ströbröd*

*5 ml/1 tsk torr salvia*

*Lite vatten eller mjölk*

*Salt och nymalen svartpeppar*

Lägg smöret eller margarinet i en 1 quart/1¾ pt/4¼ koppsform. Värm, avtäck, slå på Full i 1 minut. Rör ner löken. Koka utan lock i fullt läge i 3 minuter, rör om varje minut. Blanda i ströbröd och salvia och tillräckligt med vatten eller mjölk för att binda till en smulig konsistens. Krydda efter smak. Använd den kall.

## *Selleri och Pesto fyllning*

Ger 225–275 g/8–10 oz/11/3–12/3 koppar

*För fisk och fjäderfä.*

Förbered för salvia- och lökfyllningen, men byt ut löken mot 2 finhackade selleristänger. Före kryddning, tillsätt 10 ml/2 tsk grön pesto.

## *Lök och tomatfyllning*

Ger 225–275 g/8–10 oz/11/3–12/3 koppar

*För kött och fågel.*

*25 g/1 oz/2 msk smör eller margarin*

*2 salladslökar, endast den vita delen, skuren i mycket tunna skivor*

*2 tomater, blancherade, skalade och hackade*

*125 g/4 oz/2 koppar färskt vitt ströbröd*

*Salt och nymalen svartpeppar*

*Kycklingfond, om det behövs*

Lägg smöret eller margarinet i en 1 quart/1¾ pt/4¼ koppsform. Värm, avtäck, slå på Full i 1 minut. Rör ner purjolöken. Koka, utan lock, på fullt läge i 3 minuter, rör om tre gånger. Blanda tomater och ströbröd och smaka av. Knyt med lager om det behövs. Använd den kall.

### *Köttfyllning*

Ger 225–275 g/8–10 oz/11/3–12/3 koppar

*För starkt smakande kött, fågel och fisk.*

*4 randiga baconutslag, skurna i små bitar*

*25 g/1 oz/2 msk smör, margarin eller ister*

*125 g/4 oz/2 koppar färskt vitt ströbröd*

*5 ml/1 tsk Worcestershiresås*

*5 ml/1 tsk hemgjord senap*

*2,5 ml/½ tsk torra blandade örter*

*Salt och nymalen svartpeppar*

*Mjölk, om det behövs*

Lägg baconet i en 1 quart/1¾ pt/4¼ koppsform med smör, margarin eller ister. Koka, utan lock, på fullt läge i 2 minuter, rör om en gång. Kombinera ströbröd, worcestershiresås, senap och örter och smaka av. Bind vid behov med mjölk.